—— 科普基石丛书 ——

# 胖瘦
# 天注定？

PANGSHOU
TIANZHUDING?

《科普基石丛书》编委会　编著

四川科学技术出版社

·成都·

## 图书在版编目（CIP）数据

胖瘦天注定？ / 《科普基石丛书》编委会编著. --
成都 ： 四川科学技术出版社，2017.6（2023.1重印）
（科普基石丛书）

ISBN 978-7-5364-8653-9

Ⅰ．①胖… Ⅱ．①科… Ⅲ．①人体－普及读物 Ⅳ.
①R32-49

中国版本图书馆CIP数据核字（2017）第108023号

科普基石丛书·胖瘦天注定？

编 著 者　《科普基石丛书》编委会

出 品 人　程佳月
选题策划　程佳月
责任编辑　肖伊
封面设计　墨创文化
责任出版　欧晓春
出版发行　四川科学技术出版社
　　　　　成都市锦江区三色路238号　邮政编码：610023
　　　　　官方微博：http://weibo.com/sckjcbs
　　　　　官方微信公众号：sckjcbs
　　　　　传真：028-86361756
成品尺寸　170mm × 240mm
印 张　8
字 数　150千
印 刷　天津旭丰源印刷有限公司
版 次　2018年1月第1版
印 次　2023年1月第2次印刷
定 价　36.00元
ISBN　978-7-5364-8653-9

# 目 录 contents

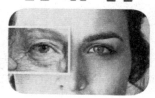
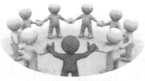
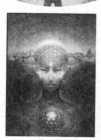
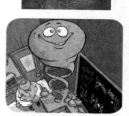
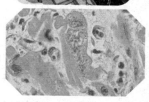
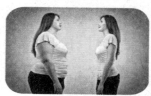

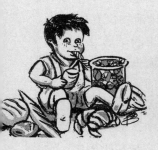

# 胖瘦天注定？

　　身材是胖还是瘦，不光是吃的问题，科学家正在探索其中的奥秘。

我的一个朋友是那种大多数人都会妒忌的人。他一顿晚餐可以吃三个人的食物，但体格仍然雷打不动地保持纤细。他一周只打一次网球，但若让他参加半程马拉松，他会比那些苦苦训练了好久的人还要快地跑完整个赛程。有一次他去做了全身扫描，随后被告知他的体内和皮下的脂肪低到前所未见。

## 你的体型不光由吃决定

我们都见过那些食量惊人却又瘦骨嶙峋的人。但也有一些人光是想想食物都会长肉。造成这种区别的核心便是新陈代谢——那些不分昼夜地在我们体内进行的化学反应。很显然，这比单纯的摄取能量和通过锻炼消耗卡路里来得更加复杂。那么，造成人胖瘦不同的原因到底是什么呢？我们能用这些知识将新陈代谢掌握在自己手中吗？

早在17世纪，一位名叫桑托里奥的内科医生就开始对新陈代谢进行研究。30年中，他用特制的"称重椅"记录自己进食、睡觉、排泄、工作和性行为等

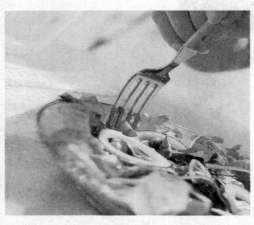

被人体吸收的糖、蛋白质等物质，最终生成能量

前后的体重变化，他还称量了所消耗的食物和水以及自己排泄物的重量。通过这些"严谨研究"，他发现每消耗3.6千克的食物，产生的排泄物仅有1.4千克。而其余的那些，他推断是通过"无法觉察的汗液"从皮肤流失掉的。现在我们知道，被人体吸收的碳水化合物、蛋白质等物质，都会进入到各种生物化学过程组成的复杂体系中，最终生成能量。如糖原会被储存在肝脏和肌肉中，而当存储达到饱和时，它们就转化为脂肪。

甲状腺是参与新陈代谢的一个重要器官，它是位于颈前区呈蝴蝶状的结构，它分泌的激素促使每个细胞加快产生能量。如果甲状腺功能亢进，人体体温会上升并且食量大增，可依旧骨瘦如柴。相反，甲状腺功能的减退会让人感到身体湿冷，食欲不振，同时体重却增加。上述两种情况在男性中的发生率为千分之一，而女性的患病率要高许多：甲亢的发生率约为百分之一，甲减的发生率约为千分之十五。

新陈代谢率和我们的体型息息相关，问题是人们通常会由此推断并声称我胖是因为新陈代谢"比较慢"，消耗的能量少；反之，有人瘦是因为新陈代谢很快，消耗的能量多。但是，事实也许没那么简单。

## 无所事事也会消耗能量

专家可以通过代谢室来估算一个人休息状态下的新陈代谢率。那是一个小房间，人们在里面待上24小时。在这期间，一个人产生的热量、消耗的氧气、

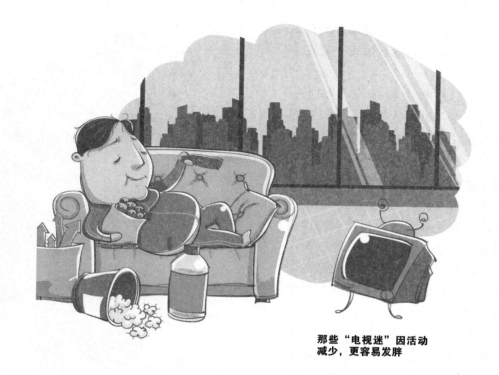

那些"电视迷"因活动减少，更容易发胖

排出的二氧化碳和氮的总值，都会被仔细地测量，用来计算他们总的能量支出。通过这种方法来观察肥胖和苗条的人，竟得到了一些让人意外的结果。专家发现，二者相比，胖人实际上要比瘦人消耗更多的能量。这到底是怎么回事呢？让我们来看一下科学家是如何解释的。

首先，体型较大的人有更多的细胞在进行能量代谢，但这不只关乎细胞数量，细胞的种类也很重要。肌肉细胞燃烧卡路里的速度是脂肪细胞的3倍。这对任何希望通过练出肌肉来提高新陈代谢速率的人都是个好消息。当你休息的时候，1千克的肌肉每天会消耗13卡路里，而同等重量的心脏或肾组织可以消耗掉440卡路里。

用1千克肌肉替换掉1千克脂肪，意

味着你每天大概需要额外的9卡路里能量。这也解释了为什么男性比女性平均每天需要更多的能量。这也部分解释了人们对能量的需求会随年龄增长而略有下降。这是因为，一般来说，60多岁的男子要比20多岁的男子少5千克左右的肌肉。

当然，静息状态的代谢率并不能表明全部——因为你动得越多，卡路里也就燃烧越多。但有很多瘦人发誓他们从不锻炼。那么，他们的秘密是什么呢？

有一种可能性是他们没有意识到自己其实在活动。专家招募了20位自称"电视迷"的人，他们中一些很苗条，一些微胖。他们全部被装上传感器，以监控10天内他们的姿态和动作。即使没有人运动，微胖的电视迷们也比那些苗条的每天要多坐2.5小时，折合每天350

卡路里的差异，这足够解释为什么有些人随着时间推移体重一直在增加。

我们同样不能排除有些人天生比其他人更容易长肉。来自美国路易斯安那州一家生物医学研究中心招募了12对准备为了科学而增重的男性一般志愿者和同卵双胞胎志愿者。两周的时间里，他们正常进食，专家计算出他们每天保持体重所需的卡路里量。随后专家以每天多出1 000卡路里的量让他们过量饮食，每周6天，持续了12周，相当于每人总共多摄入了8.4万卡路里。结果发现双胞胎二者之间，增加的体重往往相近，但非双胞胎志愿者之间的增重量往往存在差异（为4～12千克不等）。后续研究还显示，通过锻炼减重的总量，其差异也有着相似的模式。这些研究可以明显看出是遗传因素在掌控着增重的倾向。但这是怎么办到的呢？

在过去的20年中，科学家们已经找到几种可以促使体重增加的因素：低水平的睾酮、对瘦素激素的低敏感性、摄入的脂肪较少的被转化为能量等。但这里面没有哪个是起决定性作用的。

## 你的能量来源由什么构成

最后的问题尤其吸引人。研究发现，有人体内细胞主要由葡萄糖来产能（这些葡萄糖来自碳水化合物的分解），然而有人则能更多利用食物中的脂肪。在摄入比平时所需更多的卡路

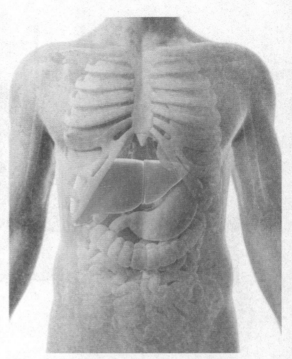

肝脏是人体主要器官，他在能量转化方面起关键作用

里后，多数人会将剩余的能量（糖原）储存起来，然而有些人则能燃烧掉更多的脂肪，这是一个耗能的过程。这意味着，有些人的身体能更好地燃烧掉多摄入的食物而不是增加体重。这种观点得到了美国科罗拉多州丹佛大学的丹尼尔·贝森的支持。他的研究表明，当处于睡眠状态时，有"肥胖抵抗倾向"的人群对过度进食表现出比"肥胖倾向"的人群燃烧掉更多的脂肪。

贝森认为"肥胖抵抗倾向"和"肥胖倾向"人群间之所以会存在如此大的差异，原因之一是大多数相关研究都是在比较24小时内人们的新陈代谢，而这仅仅是"一瞥"。于是，他认为要想更加了解人体的新陈代谢，必须采取一个

连续几天或几周的全面监控新陈代谢、食欲和行动的方法。

通过这种方法，他发现在暴饮暴食两天后，有"肥胖抵抗倾向"的人对蛋糕之类的高能量食物表现出了厌恶，他们的大脑对于这类食物的兴奋性要低于"肥胖倾向"的人。除此之外，"肥胖倾向"的人在暴饮暴食两三天后会变得更加昏昏欲睡，而"肥胖抵抗倾向"的人则依旧保持着活力。

或许这里还有其他被忽视掉的控制食欲和代谢的机制。小鼠实验表明，在移植了肥胖动物的肠道细菌后，小鼠的体重会增加，而如果这些肠道细菌来自较瘦的动物，则会导致受试的小鼠体重减轻。这说明了两个问题：一是从食物中摄取营养的量取决于肠道携带细菌的种类；二是我们肠道携带的细菌监控着进食，并释放出能影响我们的胃口或消耗脂肪量的物质。

关于新陈代谢仍然有很多尚未解答的问题，尤其是是否有可靠的方法加快它以帮助人们减轻体重。基于上述理论，一种有效控制体重的方法可能是移植瘦人的肠道菌，但首先我们需要更好地明白细菌是怎样操控我们的新陈代谢的。此外，还可以使用胃泌酸调节素来达到这一目的——一种抑制食欲和加快代谢的激素，无论何时，只要我们进食它都会自然产生。对肥胖人群的实验性研究表明，定期注射这种激素也许会帮助减少体重。

我们已经明确新陈代谢相当复杂，所以任何人提出用速成法达到快速减肥都是不现实的。但是不要灰心，假如你能从以下说法中辨别真伪，那么有些情况对你还是有帮助的。

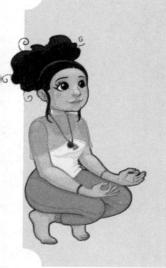

## 中年发福是必然的：也许

男性和女性随着年龄的增长体内的激素水平会发生变化，影响身体发胖倾向。男性睾酮水平的下降会使肌肉减少，从而反过来降低总体的新陈代谢率，而女性的雌激素平衡的变化可以增加食欲和抑制代谢。但是只要你保持运动并且随着年龄的增长而控制食量，体重增加并不是不可避免的。

## 睡觉能让人变瘦：也许

剥夺睡眠会让你比平常更饿，这显然有好几个原因：它会降低你身体中瘦素即"饱胀激素"的水平，增加脑肠肽即"饥饿激素"的水平，同时影响胰岛素的正常释放。然而，过多的睡眠同样提高了肥胖的风险。

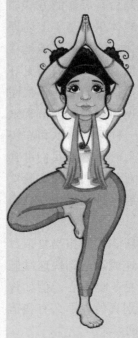

## 持续节食可以降低代谢率：神话

虽然节食可以降低你的代谢率，然而，显而易见的是，因为重复不稳定的节食行为会使你的新陈代谢反应永久性迟钝，因此，速成减肥的人最终都会增回他们之前减掉的重量。

## 运动过后卡路里依然在燃烧：确实

运动后，你的新陈代谢会因机体的自我调整和修复而升高。这种"后消耗"持续时间为2～24小时不等，这取决于活动的持续时间和强度。这种效果在进行如举重类的抗阻运动之后比耐力运动之后会更加持久，但是，若不持之以恒，效果则微乎其微。

## 空腹锻炼能燃烧更多脂肪：也许

如果你在健身之前进食，你体内会有更多的糖来提供能量，这意味着你能更加卖力。如果你以禁食状态开始运动，也许会燃烧掉更多的脂肪，但是在这样的状态下，想保持和非空腹状态相同的运动强度，难度也是相当大的。

## 晚上吃东西会增重：也许

如果你想吃甜食等碳水化合物，最好在早上吃，因为早上的胰岛素敏感性较高。如果你在晚上吃这些食物，它们被转化为脂肪储存起来的可能性就特别大。相比少量的早餐和大量的晚餐，高热量的早餐和低热量的晚餐更有助于减肥。

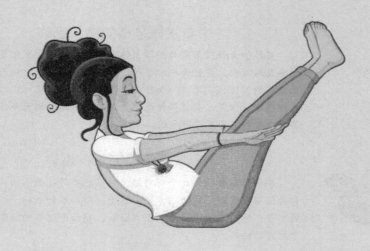

(侯怡行)

# 盗窃青春

新研究发现，来自年轻老鼠的血液能够改善年迈老鼠的健康状况。如此看来，用青春血液防止衰老这一至少有数百年历史的古老理念难道是真的？现在，就让我们从这方面的恐怖故事开始讲到最新科学进展。

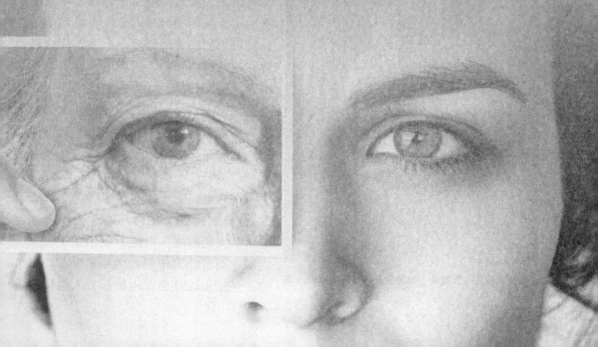

传说17世纪初的一天，守寡不久的匈牙利伯爵夫人伊拉莎白·巴索丽在与一名求婚者骑行途中，偶遇一位枯槁老妇。巴索丽开玩笑地问求婚者："如果要让你亲吻这个丑老太婆，你会怎么做？"对方不假思索地回答："感谢上帝，没给我如此可怕的命运。"这让巴索丽很高兴。不过，那位老妇人看着她，警告说："当心点，虚荣的女人。你很快就会看上去跟我没什么两样了。"

当时巴索丽已经40多岁，正开始对自己的逐渐衰老烦心。此后不久，她遇见一名年轻女仆受伤流血，而她手上接触到这个女孩血液的部位随后变得嫩滑。这让本来就很毒辣的巴索丽产生了一个非常可怕的想法：杀死年轻女仆，用她们的血液泡澡，从而保持自己的年轻。

虽然根据不同史料记载，巴索丽一共杀死了数十名年轻女仆，但没有任何证据表明她把女仆们的血液变成了"抗皱霜"。虽然她的那些帮凶和目击证人在她受审时详述了她的种种令人发指的暴行，却并未提到所谓的"血浴"。然而，一名学者在1729年却"权威"地描述了巴索丽的"恐怖复春术"。18和19世纪，这些记述被当成事实重复，一直传到今天，于是便有了前面的传说故事。其实早在1503年，就曾有一名权贵试图用年轻男子的血液来让自己长生不老。

"血污浸泡的巴索丽"作为一种邪恶的化身，曾多次出现在小说和电影中。为什么这样的形象长久不衰？尽管巴索丽的谋杀行径颇具轰动性，但与"血浴鬼"或"吸血鬼"的原型相比，连环杀手的吸引力还是要差很大一截。究其原因，还是"盗窃青春"这个理念具有很大的魔力，以至于超越了事实本身。出于纯粹的残暴而杀人者，当然是一种可怕的精神障碍者；但为了让自己青春永驻而盗窃他人青春的杀人者，在许多方面更可怕。如果巴索丽泡澡用的不是人血，而是羊血，那么她还会被视为恶魔吗？要是在19世纪末到20世纪初，她或许会被捧为天才。

在19世纪90年代的巴黎，爱德华·布劳恩·塞库阿医生宣称，通过为患者注射"睾丸提取物"，他不仅治愈了许多疾病，而且让老年患者恢复了青春。当时，包括上流社会在内的西方人相信，

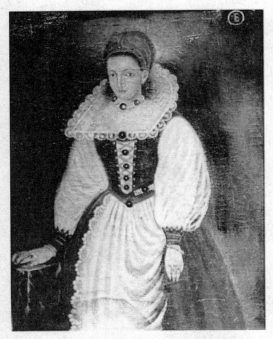

巴索丽固然是个女魔头，但并没有证据表明她用人血洗过澡

睾丸释放的激素能促进青春、健康与活力。一些名医提倡切开输精管，维持睾丸激素的分泌。也有一些名医直接摘下年轻动物的健康睾丸，将其腺体植入患者体内。

虽然供体是动物，但完全不影响自从巴索丽时代起就难以抗拒的盗窃青春理念。换句话说，盗取动物的青春也一样。不过，这方面还是有例外。在美国加州一所监狱进行的一项腺体移植早期实验中，被处决犯人的睾丸被移植给了其他人。到了20世纪30年代，腺体移植不再受青睐，取而代之的是"细胞疗法"：把动物胎儿的器官或细胞移植给

人类患者。有学者认为，这其中有两种交感巫术信仰在起作用：第一种是牺牲健康年轻动物为人类恢复青春；第二种是通过注入相同器官的细胞，人类的器官功能会得到提升。1953年，一名权贵请细胞疗法大师保罗·尼汉斯为他注射用羊胎提取物制作的注射剂，以此治疗他的疲劳和胃炎。结果，他真的痊愈了。

尼汉斯的细胞疗法诊所，如今依然在瑞士日内瓦湖畔运营。它提供的服务包括注射胚胎细胞复春、用"皮肤提取物"进行面部美容和足疗。如果你不想跑那么远，则可以从网上购买该诊所用羊胎盘或干细胞调制的除皱霜。2013年，法国著名时装杂志《ELLE》在一篇文章中如此写道："这些奇迹细胞果真是诱使衰老肌肤活力再现的秘诀吗？没错。"

现代人可能会自认为比"巴索丽血浴恐怖故事"的发明者要明智一些，但盗窃青春这个理念依然渗透于西方流行文化中。在美国系列动画片《辛普森一家》的"血腥弗洛伊德"一集中，老人伯恩斯先生通过注射10岁男孩巴特的血液（两者血型相同）而重返青春。他很兴奋地说："我试过各种方法想恢复青春，但都没用。没想到，我仅仅需要一名10岁男孩的血液！"我们一般认为这只是动画片的剧情，然而，现在有初步科学证据表明，伯恩斯先生这一宣称是正确的。那么，这是一些什么样的证据呢？

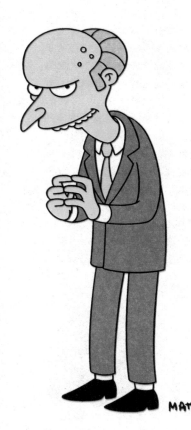

MATT GROENING

在美国动漫系列剧《辛普森一家》中，老人伯恩斯在输入小男孩的血液后恢复青春

两只老鼠肩并肩蹲在一起，共同咬

一块食物。当其中一只转向左侧，你会发现那块食物并非是它们共享的唯一东西：它们的前后腿都被固定在一起，一些整齐的缝合线贯穿它们的身体，把它们的皮肤连在一起。而在皮肤下面，它们更紧密地连在一起，互相泵送血液。这叫异种共生。

异种共生是一种已有150年历史的外科手段，它把两个活体动物的血液循环系统连在一起。它模仿自然的共享血液供应情况，例如连体人，或在子宫里共用一个胎盘的若干动物胎儿。在实验室里，异种共生为测试这样一个问题提供了一个难得的机会：当一个动物的血液进入另一个动物体内后，血液中的循环因子会怎么样？对异种共生老鼠进行的实验，带来了内分泌学、肿瘤生物学和免疫学领域的突破，不过这些发现大多都出现在35年前。由于不太明朗的原因，这项技术自20世纪70年代起便失宠了。

然而，在过去几年中，少数实验室

## 交感巫术

交感巫术只是一些学者的定义。所谓交感巫术，就是一个人可以通过接触（或通过亲缘关系）施加魔法的想法。早在1890年，苏格兰社会人类学家詹姆斯·弗雷泽就在其《金枝》一书中指出，交感巫术具有两种形式："其一，外表什么样的东西产生外表一样的东西，即因与果在外形上相似；其二，彼此接触过或相识的人，在彼此分开的情况下也能影响彼此。"我们这里涉及的主要是第一种，通俗地说来，就是诸如通过吃动物肝脏来"补肝"的方法。

弗雷泽也把第一种交感巫术称为顺势巫术。这种巫术根植于医疗历史。根据弗雷泽的描述，人们用交感巫术治疗不育、肿瘤、分娩困难及其他病症。例如，古印度人用红牛皮包裹黄疸患者，希望他们能得到红润的肤色。民间治疗师经常假定，植物和草药能治疗外形与之相像的器官的疾病，例如吃番茄补心脏，吃芹菜有益骨骼健康，喝红酒补血，吃鳄梨可以保护子宫等。1796年，一名德国医生在"像什么就治什么"的原则上发明了顺势医疗。我国民间也有"以形补形"的说法。虽然有争议，这种疗法却至今不衰。

美国密苏里大学心理学家卡罗尔·戈瑟兰指出，现在，交感巫术已经延伸到了人们对衰老的认识上。用交感巫术对待衰老的人，往往会花大量时间、金钱和精力在那些号称能延缓衰老，甚至能返老还童的产品和服务上。而弗雷泽记录的大多数文化，并无通过交感巫术实现长生不老的内容。戈瑟兰认为，这是由于高龄在这些古老社会中很罕见，高龄者常常都是地位高的人，所以大众不要企图用巫术实现"永垂"。只是在近现代，高龄变得越来越常见，人们才开始崇尚年轻，老年不再被与长寿，而是与衰老和疾病联系起来。于是，交感巫术思维扩大到寻找对青春流逝的解药。但交感巫术确实存在大量非科学成分——企图用它来实现长生不老，至少在可预见的未来只能是痴人说梦。

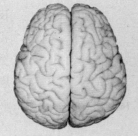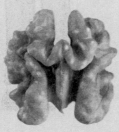

复苏了异种共生，尤其是在衰老研究领域。通过连接一只年迈老鼠与一只年轻老鼠的血液循环系统，科学家取得了一些引人注目的结果。对于心脏、大脑、肌肉和几乎研究过的所有其他组织来说，年轻老鼠的血液看来都为年迈老鼠的器官注入了新活力，使年迈老鼠变得强壮了一些，灵敏了一些，也健康了一些，甚至毛皮都亮了一些。现在，这些实验室已开始识别年轻血液中为这些改变负责的成分。2014年9月，在美国加州进行的一项临床测试，是首次在人类身上开展的同类测试。它测试的是年轻人的血液对阿尔茨海默病症患者是否有改善作用。

这项实验由美国斯坦福大学加州分校神经病学家托尼·科雷创建的一家公司进行。科雷称："我认为这就是恢复青春。"但他的许多同事在这方面谨慎得多。哈佛大学干细胞研究者艾米·维杰斯的团队在年轻老鼠血液中识别了一种肌肉复苏因子。但她说，这类因子并未让衰老组织变年轻，而是帮助衰老组织修复损害，也就是恢复组织的功能。她强调，没有人能确凿地证明年轻血液能延长寿命，这种希望很可能只是空想。不过，年轻血液或其中的因子也许能帮助老年人手术后的康复，或有助于治

疗与衰老相关的疾病。也有专家担忧，这种可能性一旦被证实，会不会造成一些人为了防止老年认知障碍而储存孙辈的血液？但应该不会如此。既然治疗糖尿病的胰岛素可以人工合成，那么这种复苏因子也应该能人工合成。

1864年，法国生理学家保罗·波特进行了有记录的最早的异种共生实验。当时，他从两只白化病老鼠侧腹取下一小片皮肤，然后把这两只小鼠缝合在一起，希望由此创建一个共享的循环系统。生物学会完成余下的事：随着两只小鼠的身体结合处重新长出毛细血管，

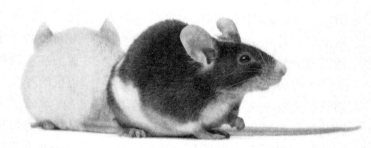

**年轻鼠（右）的血液因子能提升年迈鼠（左）的身体功能**

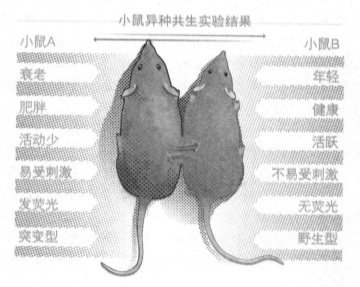

小鼠异种共生实验结果

| 小鼠A | | 小鼠B |
| --- | --- | --- |
| 衰老 | | 年轻 |
| 肥胖 | | 健康 |
| 活动少 | | 活跃 |
| 易受刺激 | | 不易受刺激 |
| 发荧光 | | 无荧光 |
| 突变型 | | 野生型 |

伤口自愈过程会把两只小鼠的循环系统结合在一起。波特发现，注入一只小鼠的一根血管的液体很容易地进入了另一只小鼠的血管内。这项研究让波特赢得1866年法国科学院的一个奖项。

自波特的这项实验起，异种共生研究手法没有大的改变。科学家对水螅（一种淡水小型无脊椎动物）、蛙类和昆虫等进行过异种共生研究，但对老鼠的研究效果最好，这些实验鼠在手术后复原很好。到了20世纪中期，科学家使用异种共生老鼠研究了一系列现象。例如，一个科学团队给一对异种共生老鼠中的一只每天喂食葡萄糖，另一只则不喂。由于共享循环系统，两只老鼠的血糖水平相仿，但只有被喂食葡萄糖的老鼠出现了蛀牙。这就纠正了当时的一种错误观念：蛀牙是血糖引起的。

美国康奈尔大学生物化学家兼老年病学家克里夫·麦克凯，是第一位运用异种共生来研究衰老的人。1956年，他的团队让69对年龄几乎都不同的老鼠异种共生。这些老鼠的年龄从1.5个月到16个月不等，相当于人类的从5岁幼儿到47岁的中年人。这项实验并不完善。如果不把两只共生鼠的体位调整好，其中一只就会咬另一只的脑袋，直到脑袋被毁掉。在这69对老鼠中，有11对死于神秘的异种共生病——它发生在一对老鼠共生1～2周后，有可能是一种组织排斥反应。

今天的异种共生实验进行得非常谨慎，尽量减少动物不适和死亡率。为此，科学家长时间观察实验动物的表现，并且与动物关爱委员会进行长时间讨论。相同性别和大小的实验鼠互相交流两周后才会被连接在一起，缝合手术在严格消毒的条件下进行。要对实验鼠实施术前麻醉，还要用加热垫和抗生素预防感染。使用在基因上互相匹配的同系交配实验鼠，看来能降低异种共生病的风险。结果，异种共生鼠的进食、喝水及其他行为都正常，而且它们可通过手术成功分离。

在麦克凯的首次异种共生衰老实验中，当年迈鼠与年轻鼠结合9～18个月后，年迈鼠的骨骼在重量和密度上都变得与年轻鼠相似。1972年，加州大学两位科学家研究了异种共生的年迈鼠与年轻鼠的寿命。结果，异种共生的年迈鼠比对照组年迈鼠（没有异种共生过）的寿命长4～6个月。这首次暗示，年轻鼠血液在年迈鼠体内的循环可能会影响年迈鼠的寿命。

尽管这些实验结果耐人寻味，异种共生研究却趋于止步。有学者在考查了异种共生研究历史后推测，科学家们可能认为从异种共生研究中能了解的都已了解，或者异种共生研究想获准却门槛太高。不管是什么原因，这方面的实验最终停止，直到一个名叫欧文·威斯曼的干细胞生物学家让异种共生研究卷土重来。

1955年，只有16岁的威斯曼就在美国蒙大拿州一位医院病理学家的指导下，学会了让老鼠异种共生。他的导师当时正在研究移植抗原（移植的细胞或组织表面的蛋白质，决定着移植细胞或组织是否会被接受移植者排斥）。威斯曼记得，当时他们向一只异种共生鼠的血液中添加一种荧光示踪剂，并观察它在两只共生鼠之间往复游走的情况。他回忆说：那真是惊人而又奇妙。

接下来，威斯曼花了30年时间来研究天然连体海鞘的干细胞和再生。1999年，他在斯坦福大学实验室的新博士后同学艾米·维杰斯想研究血液干细胞的运动和命运。于是，威斯曼建议她对两只共生鼠中她想追踪的那一只使用荧光示踪剂。维杰斯的实验导致了对血液干细胞迁徙和本质的两个重要发现，并且激发了相邻实验室科学家的灵感。

2002年，斯坦福大学兰多实验室（由科学家兰多建立）的博士后研究生伊丽娜·康伯伊在一次学术会上介绍

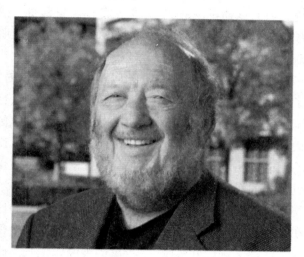

让异种共生研究"复活"的科学家欧文·威斯曼

了维杰斯的一篇论文。伊丽娜的丈夫迈克尔·康伯伊（也是兰多实验室的一名博士后研究生）当时在会议室后面打瞌睡，论文中提到的缝合老鼠把他从梦中惊醒。迈克尔说，他们多年来一直在讨论：衰老看来发生于身体的全部细胞，所有组织看来都一起走向死亡。然而，他们却一直没能想出一种切实可行的实验，以调查是什么因素在协调整个机体的衰老。维杰斯的论文启发了迈克尔："共生鼠不是在共享血液吗？这也许就

能回答我们问了多年的问题。"在伊丽娜的介绍结束时，迈克尔冲去找她和兰多。3人立即同意：马上动手做异种共生实验。

他们找到了维杰斯，维杰斯为他们的实验进行年迈鼠和年轻鼠配对，并传授了实验技术。兰多说他未料到实验会成功，但它确实成功了。5周之内，年轻鼠的血液就恢复了年迈鼠的肌肉和肝脏细胞活力，特别是导致衰老的干细胞在衰老鼠体内重新开始分裂。他们还发现，年轻血液导致年迈鼠的脑细胞生长加强。总之，这些实验结果暗示，血液中包含一种或多种难以捉摸的因子，它或它们协调着不同组织的衰老。

在这个团队公布实验结果后，兰多的电话开始响个不停。其中一些电话来自男性健康杂志，它们想寻求构建肌肉的途径；另一些则来自那些梦想长生不老的人，他们想知道年轻血液是否能延长寿命。但是，尽管自20世纪70年代起就有这样的假设，却无人适当地测试过这个理念——这是一个昂贵而又费力的测试。

随后，该团队成员分头研究血液中

究竟有什么东西在负责各种复春效果。2008年，当时已就职加州大学伯克利分校的伊丽娜和迈克尔夫妇，开始重点研究这个课题。到了2014年，他们终于识别了循环于血液中的抗衰老因子之一：催产素。这种激素在男女体内都有，但它一直以参与生育而出名，它已被美国食品及药物管理局批准用于诱导孕妇分娩。随着人的衰老，其体内的催产素水平下降。当催产素被注射到年迈鼠体内后，它很快（几周之内）就通过激活肌肉干细胞而让肌肉复春。

维杰斯则在斯坦福大学继续抗衰老研究，并于2004年在那里建立了自己的实验室。她招募了各个脏器系统方面的专家，帮助她分析年轻血液对身体组织的影响。在剑桥大学一位神经系统科学家的帮助下，她的团队证明了年轻血液有助于修复年迈鼠受损的脊髓。在哈佛大学一位神经系统科学家的帮助下，她发现年轻血液能在大脑和嗅觉系统中激发新的神经元形成。在波士顿妇女医院一位心脏科学家的帮助下，她发现年轻

血液可逆转与衰老相关的心壁变厚。

在其他科学家的帮助下，维杰斯团队还开始筛查在年轻血液而非年迈血液中尤其丰富的蛋白质。他们首先发现了生长分化因子11，简称GDF11。他们接着证明，仅仅直接注入GDF11就足以提升实验鼠的肌肉力量和耐力，以及逆转肌肉干细胞内部的DNA损害。不过，维杰斯实验室外的任何实验鼠研究迄今都未能复制同样的结果。但是，有其他科学家发现，果蝇身上的一种类似GDF11的蛋白质不仅能防止肌肉退化，而且能延长果蝇寿命。

异种共生研究的复活在相邻实验室之间传播，这一点也不让人惊讶。怀斯·科雷就在兰多实验室的隔壁工作。科雷此前已经发现，在老年人和老年痴呆症患者的血液中，蛋白质和生长因子的水平明显改变。受兰多实验室大脑研究结果启发，科雷通过衰老—年轻实验鼠配对研究证明，接受了年轻血液的老年鼠的神经元生长的确增加了，而接受了老年血液的年轻鼠的这一生长却减少了。单独使用血浆，也能产生相同效果。接着，科雷团队观察实验鼠脑部的总体改变，发现年轻血浆激活了年迈鼠的大脑可塑性和记忆力形成，并且提升了学习能力。科雷承认，这些结果让他和他的团队难以置信。

当科雷首次把研究论文向某学术刊物投稿

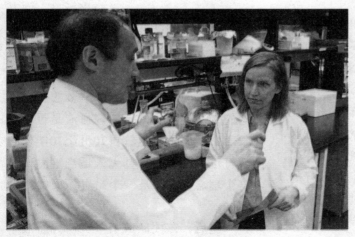

艾米·维杰斯（右）等科学家不认为输血能让人返老还童

时，对方拒绝刊出，理由是研究结果太好，以至于让人无法相信它是真的。于是，他的团队花了一年时间，在加州大学旧金山分校重复这些实验。实验设施、仪器、工具和大部分人员都更换了，实验结果却完全一样。至此，科雷确信自己的工作无误。

他的研究最终发表于2014年5月17日，立即引起中国香港一家公司关注。该公司老板家族有阿尔茨海默病史，这种疾病的特征是神经元丧失。有报道说，该家族中一名成员的病情在其接受血浆输入后暂时缓解。所以，该公司提供首批资金，促进科雷团队展开临床试验。这项试验已于2014年9月开始，内容正是测试使用年轻血浆治疗阿尔茨海默病的安全性和有效性。试验对象计划为18名50岁以上的阿尔茨海默病患者，其中6人已经开始接受采集自20～30岁男性的血浆。除了监测疾病症状外，科学家也在寻找脑电图中的改变和疾病的血液生物标记。

维杰斯急于看到这项试验的结果，而且她也担心，如果试验中的不确定因素导致试验失败，就可能会让整个异种共生领域的研究倒退。比如，某位捐献者的血浆中根本不含有对阿尔茨海默病患者有益的因子。她、兰多及其他一些研究者，更愿意看到对某种血液因子或实验室合成的多种已知因子组合的测试，而这些因子的作用机制已得到全面了解。

还有一些挥之不去的

担忧，是有关是否要激活干细胞——这正是年轻血液看来最经常干的事，而长时间如此会造成过多的细胞分裂。兰多说，采用年轻血浆或类似药物进行衰老细胞复春的长时间治疗，有可能引起癌症增加。因此，就算已知怎样让细胞变得年轻，做这样的事也必须三思而后行。迈克尔·康伯伊则有另一个担忧：他看见过太多死于异种共生病的老鼠，因此他认为要在人类身上做同样尝试的话必须十分小心。但科雷团队的一些科学家强调说，输血早已被证明是安全可行的治疗手段。科雷团队的初步人体试验计划到2015年年底结束，他们下一步计划将测试年轻血浆对不同类型的阿尔茨海默病以及老年病的效果。

考虑到抗衰老领域研究的"急功近利"，对于使用年轻血液的所有警告都是合理的。过去20年中，科学家辨识了多种疗法的抗衰老效果，其中包括：限制热量的饮食；发现于葡萄皮中的一种化合物——白藜芦醇；保护染色体完整性的端粒酶；能延长老鼠寿命的免疫抑制剂雷帕霉素；随着人体衰老，功能和数量都会下降的干细胞。其中只有两

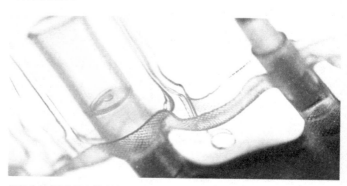

**年轻血液可延长人的寿命？目前尚无证据**

种——热量限制和雷帕霉素——已被证实能有效延缓或反转许多哺乳动物组织类型的衰老效应，但这两者至今未转化成抗衰老疗法。前者在灵长类动物身上产生了互相冲突的结果，后者则有毒副作用。

与之对比，年轻血液看来能纠正衰老效应。其已知的潜在安全隐忧，无论对于人体来说还是对异种共生研究的实验室对象来说都还算少。不过，在异种共生研究的安全性和效果未得到全面证实之前，这方面的人体试验恐怕还无法获准。但科学家和伦理学家依然担忧：非法干细胞移植已成为一门兴旺产业，相比之下，未经许可的输入年轻血液却要容易得多。

就目前来说，任何有关年轻血液或血浆会延长人类寿命的说法都是假的：很简单——迄今为止还没有与人类相关的这方面的数据。要想测试这类说法，首先要做的老鼠实验就要花至少6年：首先，等待实验鼠衰老；接着，让老鼠自然死亡；最后才能分析数据。迄今为止，还没有人愿意资助这样的研究。

（刘婧）

# 人体奥秘

是什么使得人体如此特殊？众多一致的答案是：我们惊人的大脑。至于人体，似乎根本不值一提。然而，我们的身体是卓越的：无毛，直立，拥有许多与智商相关的特征，包括一个超大的大脑。而这只不过是个开始。本文中，我们将为你揭示你前所未知的人体奥秘。

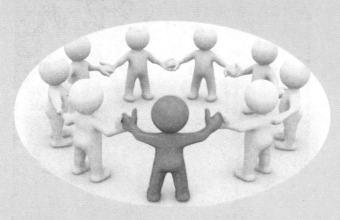

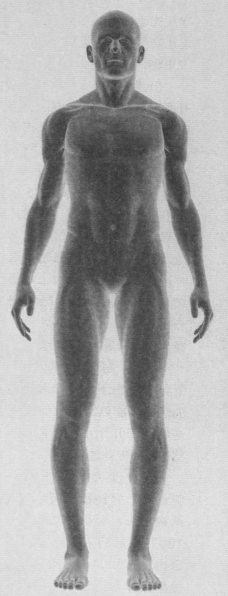

# 天生的长跑、投掷冠军

人类在很多方面都出类拔萃，但说到体能，许多动物都超过我们。黑猩猩比人强壮三倍，人的弹跳能力与一些动物相比也很弱。如果举行一场"动物奥运比赛"，人类无疑将在奖牌榜上差不多垫底。

但请不要这么快就自暴自弃，因为有两个项目人类完全能问鼎金牌，并以此证明：人体是一架多么杰出的机器。

乍一看，人类想在跑步中胜过动物是不可能的。最好的运动员想在短时间达到最大时速——约45千米/时也不得不付出很多努力，而猎豹很容易就能达到这个速度的两倍。灰狗、马，甚至黑猩猩都能超过这个时速。2012年奥运会上，男子10 000米跑冠军用了27分半钟多一点跑完了这个距离，而一匹赛马为此只需不到20分钟。

然而，超过10 000米，人类就可能胜出了。一个训练有素的运动员能以20千米/时的速度连续跑好几个小时，堪比大自然的耐力专业选手。

这种能力取决于对脚、腿、臀、脊柱甚至胸腔的解剖结构适应，而这种适应在大约200万年前的人类谱系身上就已出现。2004年，两位科学家提出人体很适于长距离跑，或许这是远古人类适应捕猎（把猎物追得精疲力竭）或"捡便宜"（让我们能与狗和郊狼竞争四处可见的动物尸体）的结果。不管是哪种方式，长距离跑都可能为早期人类提供丰富的蛋白质来源，从而支持人类大脑的迅猛发育。

如果马拉松夺冠还只是一种可能性，那么标枪金牌就非人类莫属了。其他灵长类动物也可以用力抛掷东西，但它们都是从腋下抛出，目标很不准。只有人类能从肩膀以上强有力并准确地抛射物体，例如矛或石头。这种能力取决于多种独特的解剖结构，比如人类的肩膀比起其他猿类来说更向前倾，更能自由旋转，人类的手腕看来也更适应抛掷动作。

科学家指出，准确的臂上投掷对人

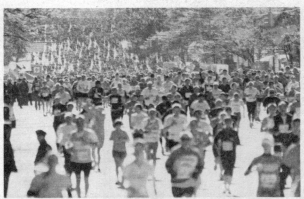

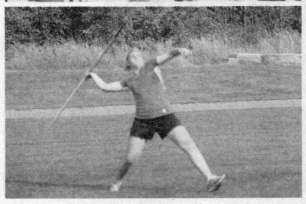

**要论马拉松或掷标枪，动物都不是人的对手**

类进化来说是至关重要的。它除了能让人类捕猎和争夺所有重要的蛋白质，还被认为驱动了与运动有关的大脑改变，从而支持了语言和技术的演化。最重要的是，能够从远距离射杀猎物，这导致了一场社会变革。个体不再能通过恫吓称霸，合作变得十分重要，因此，导致出现了独特的社会组织，而这让文明成为可能。所以，给予你的惊人体格该有的荣誉吧，人类的成就并非只是大脑的产生这一项。

## 奇怪的身体行为

哈欠为什么有传染性？为什么你不能自己挠痒自己？为什么我们不可以像一些动物那样用屁股说话？

既然是自己的身体，你可能会认为你能控制得了它。然而，在你平静的身体外表下，潜藏着任性的本能和冲动，它们争相逃离，让你处于尴尬境地。这些被认为不雅的行为——打屁、打嗝、抓痒和打哈欠，等等，你我都不陌生。尽管自古以来这些行为一直令人很好奇，但科学界却在很大程度上忽略了它们——研究这些不齿的行为，似乎有损科学的尊严。不过，这些方面的研究现在终于有了一些进展。

*打哈欠*

不管打哈欠的目的是什么（这方面仍有很大的争议），有关哈欠的最引人瞩目的一点依然是它的传染性。当我们看见别人打哈欠时，我们的身体就会立即被一种原始的、难以抗拒的神经学过程绑架。想象一个嘴大张、眼眯起的打哈欠者，深吸一口气再迅速呼出，你是否也打哈欠了？

哈欠如此具有传染性。不管你是看到、听到、读到，甚至想到打哈欠，你都可能打哈欠。科学家向志愿者播放人们打哈欠的无声录像，结果5分钟内大约55％的志愿者都打起了哈欠，几乎所有志愿者都报告说想打哈欠。

从进化的观点看，无意识的哈欠很古老，出现在大多数脊椎动物身上，而传染性的哈欠相对近代才出现，而且仅限于社会性的动物，如黑猩猩和狗。对人类来说，无意识的哈欠在子宫里就出现了，而传染性的哈欠要到4～5岁才出现，这差不多也是孩子开始能把精神状态归于自己或他人的时候（这强化了

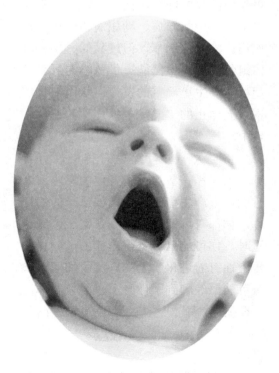

**婴儿也打哈欠**

传染性哈欠与社会性有关的理念）。虽然哈欠的神经生物学原理仍未明朗，但很清晰的一点是，当它发生时我们的从众心理无法控制。随着一个哈欠在组群中传播，它激起的生理学涟漪和情感联系，把一个个的个体变成了一个超级生物体。

## 发痒

发痒真是一种折磨，但也有它的好处。皮肤是人体的第一道防线，因此在神经学上我们做好了维护皮肤的完整性的准备。于是，当被害虫、毒花及其他刺激物威胁时，痒就指引我们到达问题区域，激发我们抓痒，目的是清除入侵者，镇压不适感。只有皮肤而非内脏器官才会发痒。我们也会对可触知的假警报作出抓痒的回应，例如湿疹、脚藓、牛皮癣、甲状腺病、糖尿病和一些神经疾病。痛能抑制痒，但过猛的、伤害身体组织的抓痒虽然能提供暂时的舒服，却可能产生更严重的发痒，从而把我们带入无休止的"发痒—抓痒"的恶性循环中。

和哈欠一样，痒也有传染性。看见别人抓痒、参加关于发痒的讲座或者看能让人产生痒的害虫例如虱子的幻灯片，你都有可能感到发痒。其至读到这里时，你可能已经觉得痒痒的了。痒的传染性有着进化学上的意义：邻居的跳蚤可能已经爬到了你身上，但只要你已经在抓痒，那么这些害虫就跑不远了。

## 打嗝

随着横隔膜下扯，肋骨之间的肌肉收缩导致突然吸气，声门立即闭合产生"嗝"声，打嗝就开始了。打嗝的目的至今不明，但这种谜一般的行为却是胎儿期最常见的行为之一，暗示打嗝对于发育有作用。打嗝始于妊娠大约8周时，在10～13周达到顶峰，然后在人的一生中逐渐减少。但对于不幸的少数人来说，打嗝会在晚年卷土重来，甚至一次打嗝会持续48小时以上。受这种罪的男性比女性多9倍。有人连续打嗝67年，好在睡眠期间打嗝通常会停止。

当得到某些暗示时，脑干中的"打嗝发生器"就开始导演广泛分布的打嗝的神经和肌肉组件。这些暗示（即打嗝原因）从胃膨胀和食道刺激，再到多种胸和神经疾病都有。治疗方法更加多样，例如屏住呼吸、漱口、擤鼻子、吃糖、喝热开水、突然惊吓打嗝者、把手指放进耳朵，等等。其疗效因人而异。科学家满怀期望地站在一个打嗝者的身旁，手握麦克风，似乎要问他一点什么。这时，打嗝者竟然停止打嗝了。这种新发现的方法据说对儿童特别有效。

## 呕吐

如果你吞下了有毒的物质，你的身体会使用一种有效而猛烈的反应去排斥它，这就是呕吐。然而，当你只是看到、闻到或听到别人呕吐时，你也会恶心。这又是为什么呢？科学家发现，女中学生尤其会这样。群体活动中，只要有人呕吐，就很可能引发多人呕吐。学生们会报告说闻到了类似汽车尾气或阴沟的气味，或者奇怪的食物饮料气味。不过，这种呕吐很快就会停止。

传染性呕吐看上去是身体失调的一个主要例子，但从进化意义上讲，它却是适应性的、让群体中每个人都能为第一个中毒者感同身受并且受益（拒绝毒物，或者也排除毒物）的行为。假警报虽然讨厌，有时却能避免真的危机。事实上，南美洲和中美洲一些土著通过天然催吐剂引发群体呕吐，以此达到净化和团结的目的。

## 自我挠痒

我们不能自己挠痒自己。这其实很幸运，不然的话，我们就会进入神经质的连锁反应之中，以为自己触摸了什么东西或者被什么东西触摸了。

我们不能自己挠痒自己这个事实，也证明了挠痒本质上是一种社会行为。它是人类之间的一种重要的接触性的联系手段，是婴儿早期与关爱者进行无语言对话的基础。尽管一些人自称讨厌挠痒，但朋友之间、恋人之间、家人之间的挠痒并非少见，这都是为了表达爱慕与关注。挠痒产生的呼吸吃力是笑的起源，即黑猩猩被挠痒时的气喘演化成了现代人的"哈哈哈"。

## 打屁

粗鲁的打屁行为，自古以来就引起人们关注。人们对消化道微生物群的重要性的越来越多的关注，让科学家对打屁行为也越来越重

视。一个看似无聊的问题是：我们为什么要用嘴巴而不是屁股来说话？

其实这个问题也并不那么无聊。人体没有哪个部分是专门为讲话而进化出来的。我们的嘴巴是用来讲话的，同时也是用来吃、喝、呼吸和呕吐的。声带是两个组织皮瓣，它们充当封盖，不让食物和饮料在我们吞东西时跑进气道。那么进化过程为什么不让我们用屁股说话，而偏偏要用嘴巴呢？答案是：口腔和声道有嘴巴、舌头、牙齿和喉咙来塑造声音，屁股却没有这些东西。有一个例外，鳕鱼就是用打屁来互相交流的，但它们只是一个另类而已，而且它们打屁时会引起饥饿的杀人鲸的注意，后者会循屁而来。

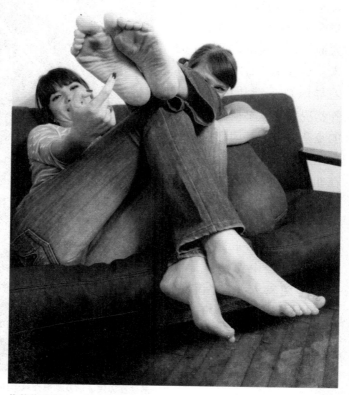

**你能挠痒别人，但不能挠痒自己**

# 人体：形态大小纷呈

无论是在几十年还是在几千年里，人体形态大小的改变都很大。这是为什么呢？我们还会向什么方向进化？

我们每个人都有脑袋、四肢和相同的器官。但我们的体形和个头却各异。此外，我们的形态大小一直都在演化中，过去、现在和未来都在变化。那么，现代人类个人身体的哪些方面是独特的？未来人类将会是什么模样？

没有哪种生理特征差异比身高更明显。世界上平均身高最矮的人群是非州的一个部落，这群人的平均身高仅1.37米；世界上平均身高最高的则是荷兰人，平均身高1.84米，两者的平均身高相差47厘米。对欧洲裔人而言，女性平均身高1.65米，男性则为1.78米。身高差异源自于遗传因素、营养状况和儿童早期健康水平的复杂组合。基因影响可追溯至远古。190万年前生活在非洲平原上的人类祖先很高，大约为1.83米。他们有着长长的腿，窄窄的身体，这是为了适应在长距离搜寻食物的过程中保持身体凉爽。但随着人类向两极迁移，他们的身材开始变短，但同时变得更壮实，肋骨和骨盆变得更宽阔，这或许是为了减少身体的散热面积。到了热带，人类进化出了最矮小的身材，这可能首先是为了减少热量的产生。

现在，科学家认为基因因素占到了身高差异的80%（迄今已发现超过50个与身高有关的基因变种），其余20%则是生命头两年的营养，以及身体是否把一部分本来应该用于生长的能量用在了抵抗疾病方面。这个20%基本上解释了为什么一些人种整体上在增高。例如，荷兰人1990年的平均身高比1860年增加了16厘米，这归因于营养和医疗保健水平的提高。然而，健康和营养都很好的西方人这几十年来的身高增长速度一直

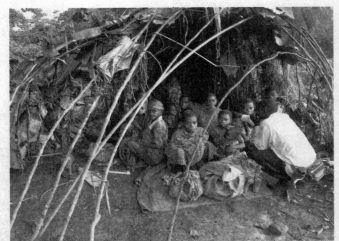

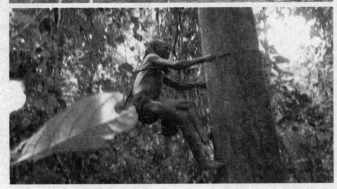

居住在赤道非洲及刚果森林中的姆布蒂人是俾格米人的一支，他们的个头普遍矮小

在减缓，这又暗示基因对身高还是有限制的。

如果说人类的身高一直在变化，那么体重和体形更是如此。根据一项估计，全世界范围内人群平均体重的差异高达50%，即便把最矮小的侏儒排除在外也是如此。但是，无论在哪里，都朝着一个同样的、却非健康的体形趋势发展——腰围变大，这是营养越来越好的直接后果。

2002年的一项研究发现，尽管儿童的体重与身高的比值在20世纪90年代和70年代保持不变，但实际上儿童的平均脂肪量增加了23%，它表明儿童的体质在变弱。

对未来的预测并不乐观。但令人安慰的是，我们每个人的身体在很多方面都很独特，例如脸型、耳朵形状和指纹。事实上，一个人的独特性还可能延伸从肚脐形状到内脏器官位置的身体每个地方。

作为一个物种，人体可能已变得越来越高、越来越胖也越来越弱。但令我们每个人可以聊以自慰的是，从个体上而言，我们一如既往地独一无二。

## 身体的一切都在手上

在我们的手掌上，能找到从个性到健康再到进化史的各种线索。

荷兰画家伦勃朗（1609—1669）显然从直觉上懂得这部分标题所言，他画手和画脸一样细致。手能揭示一个人的大量信息，例如地位、年龄和生活方式。科学研究发现，手能说明人的一切，诸如发育、个性、健康，等等。

像语言一样，手也把人类定义为一个物种。手势可能是语言的前身，至今仍处在人际交流的核心地位。一些文化把手势发展成为一种艺术形式，例如中国傣族、印度、印尼巴厘岛的传统舞蹈的典型特征就是精确的手势，其中每一个手势都有特定的意思。最重要的是，手的复杂设计让我们以有别于其他任何动物的方式与世界交互。从写字、绘画和作曲到建造核电站，我们做的几乎每件事都具有独一无二的人类特征。准确有力的抓握能力是把人类和其他灵长类动物区别开来的关键。当人类和黑猩猩从最后的共同祖先分化开来后，我们的手掌变短、变宽，变得更弯曲，拇指变得比其他灵长类动物都长，这让拇指、食指和中指能合力抓住不同形状的物体，也抓得更牢和更准。我们还演化出了更平的指骨尖端，它们支撑多肉的指垫，从而提供更大的感知区域，并且让我们握物体更稳。

科学家相信，这些特征是与我们操纵工具的能力一起演化出来的。迄今为止所发现的最古老工具的年代在260万年前，而人类特征分明的手形在大约300万年前的古猿身上已经呈现。这暗示早期人类经过长时间而发展出了割、刮、挖等技巧。而能够握成拳头，较短的手指能弯曲到手掌，再加上有一根长长的拇指做支撑，这些可能赋予了男人相比于其雄性祖先而言在竞争配偶方面的优势。我们的手的形状是在灵巧性和打斗性之间的妥协。总体而言，女性的手比男性的灵巧。

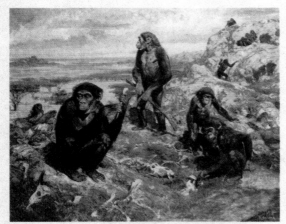

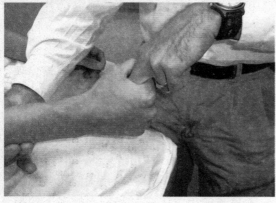

**大约300万年前，古猿已学会使用工具。准确有力的抓握能力是把人类和其他灵长类动物区别开来的关键**

不管是什么进化力量在塑造人类的手，我们都不是天生的巧手。儿童必须通过学习才能逐渐学会抓握物体。1岁左右，他们开始用整个手掌来抓握东西，并学会使用拇指和食指，而更精细的协调则需要至少10年才能完全掌握。一个人是左撇子还是右撇子，大部分由基因决定，但儿童应学会在必要时利用不偏爱使用的那只手。事实上，我们总是在学习用手。直到不久前，我们还习惯于打字机大小的电脑键盘，但我们很快就适应了智能手机的微型键盘。

然而，还是有一些事情是我们的手完成不了的，例如电脑打字时一次只移动一根指头，原因是每根手指都是由神经回路和生理纽带相互连接的，例如无名指和小指共有一根肌腱，使得两者很难独自运动。

因为手有大约17 000个不同类型的受体，所以一只手的感受能力和眼睛相当。其中，触摸敏感度看来和听力共享基因。听力差的人一般触觉也不太敏锐，可能是因为听力和触觉都涉及机械感觉的受体。与之相反，盲人常常能识别很多不同的触摸感觉。此外，女性的手的敏感度大于男性，这是由于她们的手指较小。

男女两性的手还有另一个方面的区别。男性的食指一般短于无名指，而女性的这两根指头更倾向于等长。2003年的一项研究发现，这两根指头的长度比值反映了胎儿在子宫里面临的雄性激素水平。之后又有数百项研究揭示，这个比值与包括性倾向在内的一系列特征有关。更"雄性"的比率与敢于冒险、金融头脑、崇尚运动等特质呈正相关。

每个人的指纹都是独一无二的。指纹形成于妊娠第10～16周。尽管基因会影响指纹的模式——窝漩、圆圈和拱形，但指纹的细节却受到诸多因素的影响，例如胎儿在子宫中的位置。所以，即便是同卵双胞胎，他们的指纹也是不一样的。

我们为什么会有指纹？指纹或许会增加触摸物体的敏感度，通过允许皮肤伸展来保护指尖，或者在湿润条件下有助于排水。

虽然指纹不变，但指甲却能反映健康和营养状况。指甲的颜色、光滑度、形状、是否有棱线等并不总是疾病的第一指针，但确实能表明从缺乏维生素到心脏病和癌症的一系列问题。例如，黄色指甲可能意味着糖尿病，半白半暗的指甲暗示肝病和肾病。深色的水平棱线则不用担忧——它们通常是衰老的自然结果之一。

## 吃多了会胀死人吗

能吃多少就吃多少，会不会把人撑死？为什么参加"大胃王"比赛的人把胃撑那么大都没问题？

1891年4月22日，斯德哥尔摩市一个52岁的马车夫——埃勒先生吞下了一瓶子的鸦片丸。房东发现后，把他送进了医院。医生们立即对他实施洗胃，使用的工具包括一个漏斗、一长截管子和温热水。

当时的医疗技术比今天粗陋得多。医生把埃勒重重地按倒在椅子上，把管子插进他的胃里，多次快速灌进水洗胃——埃勒最终成为最后死于这种野蛮洗胃方法的几个受害者之一。

把一个人的胃灌满直至爆裂，这实在是一个近乎不可能的奇迹。胃有一系列的保护性反射，当你的胃因吃得太多、喝得太多而胀大到

一个临界点时，胃壁上的拉伸受体就会提醒你的大脑，大脑则发出"你已经饱了，不能再吃喝"的指令。它会让你打嗝——胃顶部的括约肌短暂放松，排出气体，从而得到缓解，恢复一定程度的安全。不过，如果这时你依然还吃还喝，报警信号就会更明显：疼痛、恶心、反流。在到达破裂点之前，健康的胃会排空自己，除非因为什么理由让胃不能排空。以埃勒为例，鸦片就是这个理由。他当时显示出强烈的呕吐欲望，却吐不出来。

究竟是什么原因造成埃勒的胃破裂？这种情况就连当时的验尸官也是头一次见到。是不是水量或水流的力量在其中起了主要的作用？为查明原因，验尸官决定用死人做实验。最终用于实验的尸体多达30具，它们都被放在实验室的椅子上"坐"着接受实验。验尸官发现，如果胃排空机制不起作用，例如一个人处于吸毒后的恍惚状态或者这个人死了，那么胃再被灌入3～4升水通常就

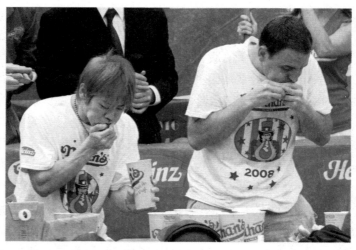

"大胃王"通过训练把身体局限性撑到最大

会破裂。如果慢慢灌，或许需要灌6～7升。

在非常偶然的情况下，一个意识健全者的胃也会破裂。据一份1929年发布的报告，有14人吃东西把自己吃到了胃破裂的地步。这些人胃里最具风险的东西恰恰是看似最没有风险的东西：小苏打（碳酸氢钠）。小苏打以两种方式提供缓解：中和胃酸，产生气体，而气体促进打嗝。

不久前，美国迈阿密一名患有易饿病的31岁女心理学家死在家中厨房地板上。她的腹部严重膨胀，胃里竟然装着总量超过9升、根本没怎么消化的热狗、花菜和早餐麦片。尸检人员还发现，死者尸体一头倒在一个橱柜上，四周堆满各种食物、打碎的饮料瓶、开罐器和杂货袋。而对她造成"致命一击"的是一盒部分空了的小苏打。她的膨大的胃并未破裂，但胃把横隔膜挤到了肺部，导致她窒息。尸检人员相信，她服用的小苏打与胃酸反应所产生的气体，很可能迫使一只几乎未咀嚼的热狗向上推撞胃部顶上的食管括约肌，并且让热狗停留在那里，从而阻止她打嗝或呕吐。

如果一名妇女的腹大如鼓，肚脐都翻出来了，那常常是因为她有身孕。但在1984年的一天凌晨4时被推进英国皇家利物浦医院的一位妇女，显然不属于这个情况。她身怀的是一顿大餐——1千克肾、1千克肝和牛排、两只鸡蛋、500克奶酪、250克蘑菇、1千克胡萝卜、1棵花菜、两大片面包、10只桃子、4根香蕉、两个苹果、李子和葡萄各1千克，还有两杯牛奶。总共近9千克食

物。她的胃最终破裂，她死于败血症。

已知接近这名利物浦妇女创下的暴食纪录的唯一的人，是一名简称"特克"的日本裔男子。他在"大胃王"比赛中一次吃了8千克再多一点点的牛脑。2006年，科学家对比研究了美国"大胃王"第三名蒂姆的胃和一名普通人的胃。科学家要求他们在12分钟内吃下了尽可能多的热狗，然后通过高密度钡餐和荧光镜跟踪热狗所夹的香肠在两人的消化道中的运行情况。科学家猜测，"大胃王"们的胃排空应该比一般人快。换句话说，通过把食物更迅速地排到小肠，"大胃王"们的胃能容纳更多的食物。但结果正好相反。两小时后，蒂姆的胃只排空了他所吃食物的1/4，而另一人的这一数字为3/4，这与一个典型的胃的数值较为接近。

在吃到第7只热狗时，那人对科学家说，再吃一口他就会生病了。荧光镜显示，他的胃几乎还未开始膨胀。而此时，蒂姆已轻松吃下36只热狗，他的胃严重膨胀，占据了上腹部的大部分。蒂姆还称，他并未感觉疼痛或恶心，甚至也没有感觉吃饱了。他看上去的确也很轻松。

但问题依旧："大胃王"们的胃是天生就逆来顺受，还是多年拉伸练习的结果？是他们的胃吃得再多也不会不舒服，还是他们一再漠视大脑发出的"不能再吃了"信号的结果？美国"大胃王"第7名艾里克对科学家说，两个原因都有。天生的拉伸能力强的胃只是一方面原因，职业"大胃王"还需要通过每天的练习和训练，把身体的局限性撑

到最大。艾里克尽管有"大胃王"的天赋——他小时候饭量就很惊人，但却不是一鸣惊人的。他首次参加"大胃王"比赛时吃掉了1 300克的食物，而冠军吃了2 700克。难道"大胃王"们的胃就不会有不舒服感，吃得再多也不会出现反流？蒂姆道出了其中的秘密：吞下去，再吃再吞，尽量忍受不适感。"大胃王"比赛对反流的评判标准是：只要吃下去的东西没吐出来，就不算反流。

艾里克透露，训练"大胃"的最便宜材料就是水。比如他自己现在一次就能连续喝下总量大约9升的水，而他刚踏进"大胃王"生涯时还喝不下4升水。如此看来，"大胃王"绝对不只是天生的。

本文绝对没有任何鼓励充当"大胃王"的意图，而是旨在形象地介绍胃的极限。事实上，像"大胃王"这样的比赛，既令人匪夷所思，也堪称是对自然人体的暴虐。

# 人体皮肤探奇

人体皮肤"大草原"与地球上任何一个生态系统一样奇异。现在，我们就来看看这个生态系统中的一些奇异而又恐怖的"居民"吧。

人体皮肤生态系统中主要有三种类型的栖息地：油性的、干性的和湿润的。这些栖息地中的"居民"有真菌、病毒和白蚁，但最多的还是细菌。人体表面每平方厘米就有10亿个细菌。

先让我们来看双眉之间的区域（简称"眉间"或"印堂"）。对细菌来说，这是一个"油脂绿洲"。这里的一种主要细菌是痤疮乳酸杆菌，这种棒状细菌安家于发囊里，吃的是皮脂——由脂质分泌腺分泌的、有助于皮肤防水的蜡状油性物质。痤疮乳酸杆菌一度被认为是引起青春期红斑的罪魁祸首，但最近的研究表明实际情况并非如此。实际上，健康的发囊中只有一种细菌，而痤疮发炎的区域中有多种细菌。占据发囊的痤疮乳酸杆菌，事实上阻止了更多恶毒细菌的入侵。

接着来看眉毛，它们的底部有蠕形螨在攀登。这些通常在夜间活动的八足恶魔是蜘蛛的近亲。人的面部生活着两种蠕形螨，它们露营在发囊中，以皮脂为食，在缝隙中交配和产卵。虽然体长不过0.4毫米，它们的口器却很尖利。它们还掠食我们的朋友——痤疮乳酸杆菌。最近的研究暗示，这些蠕形螨可能会引起酒渣鼻和红斑痤疮。蠕形螨死后会分解，而它们终生储存的粪便播撒进入皮肤微孔，引起发炎。

人的鼻孔形成了一个湿润的生态环境。它们是细菌聚落的战略要地，也是无情的细菌大战的战场，战争结果可能决定着宿主——人的生死。

鼻孔被棒状杆菌和多种葡萄球菌主宰。后者包括金黄色葡萄球菌及其臭名昭著的耐药菌株MRSA。通常情况下，金黄色葡萄球菌被鼻腔中的好居民——表皮葡萄球菌阻止在此安营扎寨。然而，当前者比后者多时，前者在与后者大战后还是会入侵。表皮葡萄球菌有一种化学武器——它分泌的一种特殊的酶能阻止入侵者壮大。

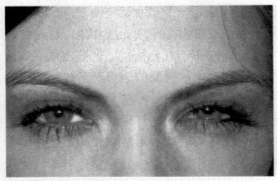
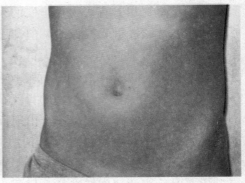

**每个人的双眉之间和肚脐里面都生活着许多细菌**

类似的大战有助于把其他病原体挡在鼻孔外，其中包括会引起肺炎的葡萄球菌。事实上，这类大战在整个人体表面上可谓到处都在进行。

如果能站在一个人的胸部，就能看见上半身最大的奇观之一：由死亡的皮肤组成的皮屑从头皮纷纷落落地飘下，它们是马拉色氏霉菌属真菌的杰作。这种真菌吃的是由皮肤产生的油脂。所有人体上都有马拉色氏霉菌属真菌，但一些人身上的这种真菌多得失控，其副产品油酸会刺激头皮，使后者变干而脱落皮屑。

人的腋下气味通常都很明显。不必惊慌，这种气味是由腋下细菌聚落在泌离腺进食时产生的。人们不遗余力地清除这种气味，为此而使用的除臭剂、止汗剂和抗菌皂使得腋窝成为人体上最动态的生态系统之一。

肚脐作为潮湿而温暖的"绿洲"，常常会逃过肥皂和同类物的打击。科学家最近对数百人的肚脐内物质进行了取样研究。仅仅检测了首批60人，就发现肚脐内的细菌种类超过2 300种，而且其中许多种类都为其宿主所独有。当心，

一些人的肚脐内竟然有梭菌属，这些细菌可引起坏疽和肉毒中毒。

再来看刮过的腿毛根处，那里有炎症，是由真菌和细菌引起的，其中的真菌脓疱看上去很怪异。再后是膝盖背后，那里有湿疹。湿疹可发生于皮肤上的任何地方，但容易发生在肘和膝等弯曲部位。尽管湿疹原因未明，发病部位存在金黄色葡萄球菌似乎是铁证。半数左右的湿疹患者拥有产生丝聚蛋白的基因变异，这些人的皮肤易于干燥。那么，是什么原因造成金黄色葡萄球菌泛滥呢？有可能是因为保护性细菌的突然减少。膝盖背后有一些在整个皮肤上都可见的细菌，脚跟处也一样。但这两个位置都不稳定，经常发生细菌大战和入侵与被入侵。

最后来看脚趾头。如果这里皮肤起屑，还有红斑，那就是红色毛藓菌在作乱，这种情况也称脚癣、脚气或香港脚。这种真菌也会导致股癣。

## 鼻子知道很多

你的独特气味中，隐藏着有关你的

健康、饮食甚至个性的线索。

你的皮肤上有500万个汗腺。除了嘴唇及其他很少的部位之外，平均每平方厘米就有200个汗腺。绝大多数汗腺分泌的大多是水和盐，出汗的主要目的是为你降温。这些腺体是你的外分泌腺。而你还有另一种叫作"泌离腺"的腺体，正是它们给了你独特的体味。

在你的身上有毛发的区域，特别是腋窝和腹股沟，泌离腺分泌一种主要由蛋白质和脂肪构成的油性物质。我们一出生就有泌离腺，但它们直到我们到达青春期才开始生效。即便到了这时，汗液自身还没有气味。当你的汗液与皮肤表面兴旺的细菌社会相遇时，你的独特芬芳才浮现。

皮肤微生物把汗液中的养分分解成各种挥发性的有机化合物，它们散发出一系列你熟悉的浓烈气味，其中包括来自丙酸的醋酸味和来自异戊酸的"成熟的"芳香。

基因、环境和饮食都影响着你的气味。香料、大蒜和红肉会让你的气味难闻。素食者的气味一般不太糟糕。一些体味甚至可能是疾病的征兆：果味和甜味可能意味着糖尿病，类似防腐剂和漂白剂的体味则可能代表肝病。

我们的个人气味是如此独特，以至于仅凭体味我们就能识别兄弟姐妹和父母儿女。然而，我们倾向于喜欢和自己体味类似的陌生人，这可能是一种进化性适应，目的是避免近亲通婚。我们的体味也提供其他一些线索，例如闻一闻对方的体味，我们就可能知道对方的个性，比如神经质和霸占欲。

虽然许多人喜欢掩饰自己的体味，但有些人却没有什么需要掩饰的。最近的研究辨识了控制体味以及耳垢干湿的基因。对大多数欧洲人和非洲人来说，这个基因都是激活的，造成他们青春期之后的体味难闻。然而，大约2%的欧洲人和几乎所有的东亚人因携带有此基因的两个隐形等位基因，所以他们没有泌离腺，也就缺乏腋下的香味。

## 惊人的人体再生能力

从头顶到脚底，你的再生能力真的很惊人。

### 毛发

○你的头发年龄从0岁到6岁或7岁的都有。

○你的头发每天会长0.5毫米。

○你的体毛每天会长大约0.27毫米。

○你的眉毛每64天更新一次。

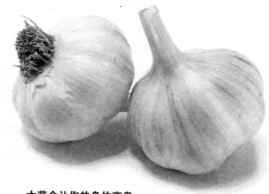

**大蒜会让你的身体变臭**

## 大脑

你的大脑皮质细胞不会更新，它们和你的年龄一样大。但有证据表明，大脑的海马区会持续更新。

## 眼睛

○眼角膜表面覆盖着一层薄薄的细胞，它们持续更新，全部翻新一次需时7～10天。

○虹膜细胞不会更新，这是人老了视力会出问题的原因。然而，干细胞疗法正开始瞄准退化的虹膜。

○科学家已经能让视杆细胞（捕捉弱光的光受体）更新，不过目前尚限于试验中。

## 皮肤

○皮肤表面每几个星期就会更新一次。

○受轻伤后，皮肤细胞更新速度加快4倍。

## 神经

○受损的神经细胞能更新到一定程度，前提是神经细胞体依然完好。

○神经受损后更新的速度是每天2～3毫米。

## 脂肪

○一个脂肪细胞的平均年龄是10岁。

○你的脂肪细胞中，每年有10％会被替换。

## 肝脏

○肝细胞每300～500天翻新一次。

○肝脏的修复能力惊人。哪怕70％的肝脏被切除，它也能在短至几个月的时间内恢复原有的健康状态。

○有人被切除过90％的肝脏，虽也有复原但复原并不完整。

## 内脏

○内脏膜每2～3天就更新一次。

○一些能释放抗菌液的细胞每6～8周才替换一次。

## 指（趾）甲

○你的手指甲每个月会长差不多3.5毫米，但小指甲的生长速度比其他指甲慢得多。

○脚趾甲每月长大约1.6毫米，其中大趾甲生长得最快。

## 心脏

○心脏是人体中最少更新的器官之一。

○一个25岁的人的心脏细胞每年只更新1％。这个速度随着年龄增长还会下降。

○对寿命正常者来说，只有不到半

数的心脏细胞会更新。

## 嘴巴

你的味蕾每10天更换一次。

### 手

○你的指尖受伤后，至少能部分长回来。

○最好的结果出现在儿童身上，他们受损的指尖几个月内就能长回原型。不过，一些成年人也是如此。

○要想让受损的指尖全部长回来，你的甲床必须是完整的。新的指尖触觉正常，还会有指纹。

### 呼吸道

○支气管内膜每2～10天会更新一次。

○微型气囊——肺泡每4～5周更新一次。

### 血管

○输送氧的红细胞每4个月会替换一次。

○最常见的白细胞——中性粒细胞只能存活几小时。另一种重要类型的白细胞——淋巴细胞的更新速度为10 000个/秒。

### 肌肉

○肌肉细胞的平均年龄为15岁。

### 骨骼

○人骨架每10年就全部更新一次。

# 我们将永生不死

　　未来医学的发展将使人类活得更健康更长寿。在未来的世界里，人们或许能够看到自己的曾曾孙子长大。

# 打造"永生不死"之身

*科学家称，人类在未来20年将实现"长生不老"的梦想。*

几年前，俄罗斯媒体大亨德米特里·伊茨科夫对外披露，他将实施一个名为"俄罗斯2045"的惊人计划。该计划也被称作"阿凡达计划"，其目的是通过先进的科学技术延长人的生命，直至实现"不死之身"。据说该计划目前已获俄罗斯科学教育部大力支持，已有5 000多名科研人员和志愿者报名参加。

"俄罗斯2045"的设想源自于2002年上映的好莱坞科幻大片《时间机器》。这部影片讲述，青年工程师亚历山大乘坐自己制造的时光机器来到80万年后的地球，发现在经历了月球破碎、冰河时期等大浩劫后，地球已经发生了翻天覆地的变化，人类也已经分化成了生活在地面上和地底下的两个种族，人类的科技几乎消失殆尽。不过，亚历山大在一个山谷里遇到了全息"虚拟人"沃克斯。"他"看起来和真人一模一样，拥有人类的感情和记忆，但实际上却是一个靠核能驱动的大型数据库。亚历山大曾经在21世纪的纽约图书馆见过沃克斯。也就是说，沃克斯目睹了几十万年中人类的毁灭和重生，堪称"永生之人"。

"俄罗斯2045"将分四个阶段进行：第一阶段（到2020年），打造出可以通过人脑进行遥控的机器人；第二阶段（到2025年），将已去世的人的大脑移植到机器人身上，让其生命在机器人身上得到延续；第三阶段（到2035

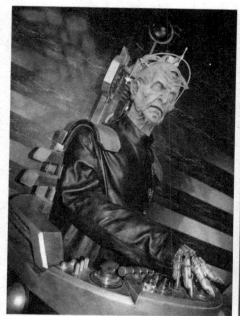

"俄罗斯2045"计划打造不死之身

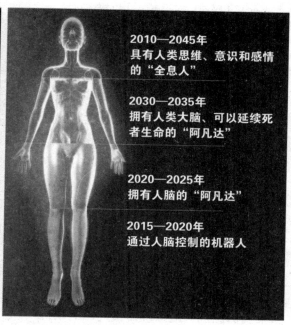

2010—2045年
具有人类思维、意识和感情的"全息人"

2030—2035年
拥有人类大脑、可以延续死者生命的"阿凡达"

2020—2025年
拥有人脑的"阿凡达"

2015—2020年
通过人脑控制的机器人

"俄罗斯2045"计划的实施阶段

年），研发出可以存储人的全部性格和记忆的"人造大脑"，当一个人去世后，可以继续他的生命；第四阶段（到2045年左右），最终打造出"虚拟人"，即具有人类的思维、意识和感情，但没有肉体的全息影像，它将像《时间机器》中的沃克斯一样成为"永生之人"。

"俄罗斯2045"的终极目标是在2045年左右，实现将人类的思维移植到机器人上，由此打造人类的"不死之身"。而时年61岁的美国科学家雷蒙德·库兹威尔更是爆出惊人言论。他于2012年7月撰文说：在未来20年里，纳米技术将取代人体许多重要器官，科学家将实现"长生不老"的梦想。库兹威尔说："我和其他许多科学家都相信，在未来20年左右时间里，我们将有能力对人类这款还属于'石器时代'身体的'软件'进行重新编程，以使我们停止衰老，甚至返老还童，纳米技术将确保我们一直活下去，直到永远。"

库兹威尔以成功预测多项发明的诞生而著名，他做过的其他重要预言还有：纳米机器人将取代血细胞，其工作效率将提高几千倍；未来25年里，我们在奥运会上可一口气跑完15分钟的短跑冲刺，可深潜4小时不用换气；对于心脏病患者来说，今后只要送到医生那里进行一个小手术就行了，纳米血细胞机器人可让他们继续生存下去；纳米技术将大大拓展我们的心智能力，我们将具有在几分钟之内就写出几本书的能力；如果我们想进入虚拟现实模式，纳米机器人将关闭我们的大脑信号，然后将我

们带到想要去的任何地方；在我们的日常生活中，数字全息图可随时进入我们的大脑，为我们答疑解惑……

库兹威尔的这些预言乍听起来并不现实，但他指出，事实上，这些预言都基于以下事实：人类对基因技术和计算机技术的认识正在以几何级数的速度加速。他在其著名著作《奇点临近》中写道：技术水平上升一倍所需要的时间正在不断缩短。这是一条指数级增长曲线，当抵达一定的临界点后，技术水平的上升将呈现井喷式加速，原本需要20年才能达成的技术进步，将只需要10年、5年，然后是2.5年、0.75年即可实现，如此不断加速。他认为现在我们正处于这一临界点附近，我们即将迎来一轮急剧的技术进步加速阶段。

库兹威尔说："我们可以期待一个全新的世界，在这个世界里人类变成了电子人，我们拥有人造的四肢和器官。"

## 人工组织替换生物学上的血肉之躯

医学研究的发展，在挽救生命的同时也给人类带来了延年益寿的希望。

如果上述两则消息让你觉得不可思议，那么建议你到一个地方去看看，或许你就会改变自己的看法。

那里是凯文·沃里克的办公室。沃里克是英国雷丁大学的控制论教授，被人称为"身体黑客"，以将传感器和射频芯片植入自己的身体而著名。在他的办公室里，你将看到几辆微型赛车——这

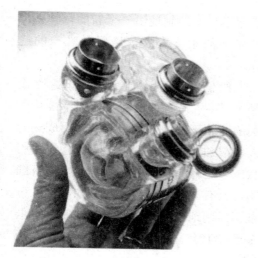

**新一代人工心脏**

些赛车是如此之小，即使当作你8岁时的生日礼物也会令你感到失望。不过，它们可不是普通的玩具车，当它们驰骋在老鼠的大脑里时，可以影响和操纵老鼠的大脑意识。在沃里克看来，未来人类的身体真的会变得不那么重要，身体不过就是大脑活动的工具而已，他甚至预测大脑本身也并非不可替代。

医学研究的前沿科技，从人工心脏到干细胞研究，在挽救生命的同时，也给我们带来了延年益寿、"永生不死"的希望。以下是医学研究领域的一些最新进展。

## 心脏的再生与康复

十年前，接受人工心脏移植的患者只能在医院里延续他们的生命。而如今，可装在背包里的6千克重的人工心脏泵取代了原先重达180千克的人工心脏泵，使得接受人工心脏移植手术的患者可以过上正

常的生活。55岁的意大利人彼得罗·佐泽托，在接受心脏移植手术之前依靠SynCardia人工心脏维持生命的4年里，每天都能骑自行车和散步。一般来说，在患者死亡或获得捐助者的心脏之前，SynCardia人工心脏可为患者额外争取到12周的生命，而佐泽托则创下了4年的生存纪录。

新一代人工心脏也在开发之中。经过15年的动物试验和组件测试，法国生物技术公司Carmat于2012年开始进行Carmat人工心脏的人体临床试验。SynCardia人工心脏的跳动频率是固定的，每分钟125次，而Carmat人工心脏的跳动频率能够根据患者的血压等身体状况自动进行调节。根据设计，Carmat人工心脏可至少维持5年，最长的可使用7年。科学家相信，人造心脏最终将能够完全模仿天然心脏瓣膜的行为。

尽管有了这些进步，人工心脏还远远不够完善。Carmat人工心脏的电池重量已从SynCardia人工心脏电池的6千克降低到了2千克，但仍需要每5小时更换一次，同时还需要将电线穿过皮肤来提

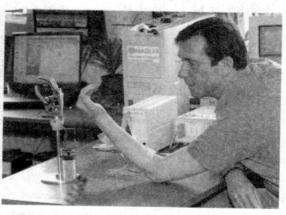

**沃里克在实验室里用手臂上的传感器控制机械手**

供动力。下一代Carmat人工心脏将使用燃料电池和无线动力。让人工心脏像真正的心脏一样完美，这一天也许离我们不太远了。

在心脏病发作病人的心脏再生和修复方面，干细胞研究也取得了进展。心脏病发作可造成高达40%心肌死亡，死亡的组织形成疤痕，往往导致患者最终因心律失常或心脏衰竭死亡。最新研究认为，干细胞可生长为任何其他类型人体组织，因此可利用干细胞的这一本领为患者修复患病的机体组织，比如修复心肌。当心脏病突然发作时，心脏干细胞大量死亡，剩余的干细胞数量太少，无法起到修复受损组织的作用，而通过将大量干细胞注入心脏，就能起到促进愈合过程的作用。

在最近的一项研究中，核磁共振成像扫描显示，接受干细胞治疗的心脏病发作病人都有了显著的疗效。疤痕减少了47%，在原先疤痕所在的地方重新长出了健康的心肌组织。这是医学史上真正的治疗性器官再生的首个实例。

## 干细胞修复肾脏功能

每年有成千上万的患者受着肾功能衰竭的痛苦折磨。与心脏相比，肾脏的功能更为复杂，到目前为止，还没有办法制造出比肾透析机更小的人工肾脏。墨尔本莫纳什大学再生和干细胞实验室的沙龙·里卡多和她的研究小组正在进行肾干细胞研究，以期帮助患者修复肾脏功能。她说："我

们永远也不能制造出一个新的肾脏来，技术上的难度太大，修复是唯一的选择。"

他们可能已经找到了修复的途径——将生命时钟倒拨！他们不是从人类的胚胎干细胞开始，而是利用成熟的人类肾细胞，设法将它们倒退到胚胎状态。这样的细胞被称为诱导多能干细胞，具有与胚胎干细胞相似的特性，可以无限制地产生不同类型的细胞。里卡多说："10年之内我们将在这一领域内迈出一大步。"

## 人造大脑的进展

如果说肾脏因为由26种不同类型细胞构成而显得相当复杂，那么大脑就更是一个科学难题了，成千上万的神经元缠结卷绕在一起，形成复杂、动态的"生物电脑"。澳大利亚再生医学研究所的卡斯林正带领一个研究小组，对斑马鱼的大脑神经网络图像进行研究，他们认为斑马鱼大脑的可塑性和再生能力

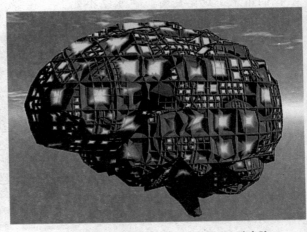

科学家希望开发出能够像人类大脑一样工作的人造大脑

比哺乳动物要强得多，他们希望能找出产生斑马鱼大脑强大再生能力的根本原因。卡斯林说："我想知道斑马鱼是如何做到这些的，然后从斑马鱼大脑奥秘的启示中，找到适合人类的治疗方法。也许还有很长的路要走，但我相信，我们会从中学到很多东西。"

科学家还在实验室里建造人造大脑。研究人员已经开发出了人造脑组织，能够像人类大脑一样对一些化学物质作出响应。新开发的人造大脑模式将有助于许多神经退行性疾病的研究，如阿尔茨海默氏症。

## 完全人工化的平台

随着人类的生物学上的血肉之躯渐渐被人工组织和器官所替代，在遥远的未来，人类将不再依赖生物学上的大脑。这听起来很像是科幻小说里的情景，但却正是人类想要真正超越身体组织和器官的梦想。

英国牛津大学人类研究所主任、未来学家尼克·博斯特罗姆指出，如果人类想要实现永生的梦想，或者至少活得比现在更长，那就需要一个完全人工化的平台。他描述了实现"大脑模拟"的过程：将人类大脑切成非常薄的薄片（就像卡斯林所进行的斑马鱼大脑实验那样），放入机器内，以足够高的分辨率一一进行扫描，然后根据这些扫描图片重建大脑的三维神经网络。他说，"如果这种扫描还包括各部分神经的连接方式，并利用功能强大的计算机模拟大脑的运行过程，那么就有可能将有机组织大脑中的意识转移到计算机中，然后在足以以假乱真的人工大脑上运行。"

## 伦理学上的困惑

"永生不死"有望梦想成真，令人欢欣鼓舞，但我们也面临巨大的挑战。

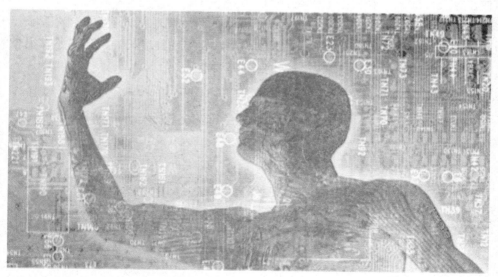

**要实现永生梦想需要一个完全智能化的平台**

　　如果科学家对人类未来的憧憬能够梦想成真，人类将最终能够活到200岁甚至1 000岁。这令我们欢欣鼓舞。不过，以目前情况看，在这方面取得的成果也并不总是非常理想的。科学家仍然面临着巨大的挑战。1982年，巴尼·克拉克成为接受永久性人工心脏植入的第一名患者，从接受手术到死亡，在他生命的最后112天里，克拉克饱受惊厥、肾衰竭、呼吸障碍、意识模糊等的煎熬，最后痛苦地死去。第二个接受人工心脏移植的是威廉·施罗德，他在手术后存活了20个月，创下了人工心脏移植后存活期的最长纪录，但他一直处于昏迷之中。

　　伦理学家也表示了担忧：虽然现在我们还很难描述人类"永生不死"的生活会是什么样子，但可以预见的是，人类将面临一些伦理学上的困惑。例如，如果拥有人造大脑的人犯了罪，那么是他们的错，还是人造大脑创造者的错？即使在今天，对帕金森氏症患者进行的深脑刺激治疗，也有可能带来一些未知的副作用。例如，1994年，澳大利亚推出了一些备受争议的治疗方法，包括将长长的电极插入患者大脑的中心部位。当时，沃里克就对某种可能出现的情况提出了告诫：如果植入的电极接收到了广播电台的某个信号而导致病人狂躁，那么该由谁来负责？病人、医生、播出该信号的广播电台，抑或当时正在播音的播音员？人造大脑在接收到某种信号后引起患者失控——这是早在40年前，在迈克尔·克莱顿在其所著科幻小说《终端人》里作出的预言！

　　当沃里克在实验室里培养脑组织细胞时，他也提出了同样的问题。现在，他的办公室里的鼠脑机器人已有10万个老鼠大脑神经元，而他打算扩大到3 000万个人类大脑神经元，然后再扩展到300亿～1 000亿，1 000亿即是科学家估计的人类大脑神经元的数量。他指出："这就将产生一些问题。拥有人类大脑意识的机器人还是机器人吗？如果它跑出去开枪打死了人，那么是否该由谁来承担责任呢？"

　　健康长寿是人类的终极目标。但是，要实现健康长寿，我们还有很长的路要走。

（方陵生）

# 我们能预测寿命吗?

随着生物科技的发展，也许在不久的未来，人的寿命长短就能像商场货架上摆放的食品的保质期一样被明确标示出来。

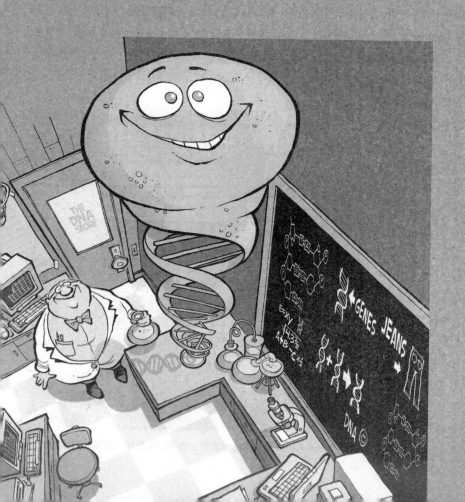

我的祖父活到89岁高龄，他的兄弟在他去世之后又活了10年，我的祖母和外祖母分别活到85岁和93岁，我的父亲和母亲分别以73岁和82岁高龄健在。在我的家族中，英年早逝者都是死于战争或工厂意外事故。我想我的运气也许会不错，我也许会继承我的家族的长寿基因。我从不担心自己会短寿，我最大的担心是：当我养老的钱都用完之后，生命终点离我却还有数十年之遥。

为了迎合人们渴望了解更多关于自己剩余人生还有多久的信息的愿望，像23andme，decodeme和Navingenics这样的遗传基因测序公司应运而生，它们提供方便快捷的基因测试服务，告诉你可能患上从肺癌到多发性硬化症等各种疾病的风险。而如今，两家新成立的公司称，他们能在染色体端粒分析基础上为你提供更多的信息，甚至还能告知你身体的衰老程度。

随着这方面研究的发展，也许在不久的未来，人的寿命长短就能够像商场货架上摆放的食品的保质期一样被明确地标示出来，对于任何人来说，寿命长短将不再是难以预料的未知之数。如果真有这一天，对于一些人来说，知道死亡将如期来临会成为一种精神负担；但对于另外一些人来说，可能会因能够预知寿命，从而有机会更好地计划和安排自己的未来而欣喜不已。

无论如何，预知寿命都是很诱人的，让人十分期待。那么，利用基因测序和染色体端粒分析来预知寿命的可能性究竟有多大呢？

## 遗传基因测序并不能提供多少有用信息

几年前，随着面对普通人的基因测试的兴起，寿命预测的科技新时代也由此开启。遗传基因测序能让你对影响自己健康和寿命的遗传因素引起警惕，并采取适当的预防措施。而测试方法却再简单不过：你在网上订购一个"测试包"，收到后，拿出里面专用的口腔取样棉签，放进嘴里抹一下以获得你的DNA物质，然后你把样本邮寄回基因测

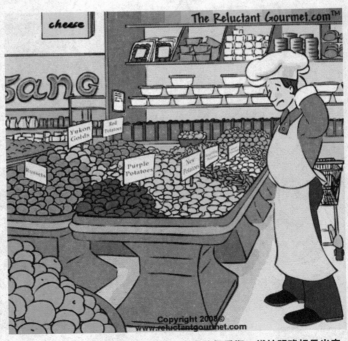

或许有一天人的寿命长短能像货架上食品的保质期一样被明确标示出来

试公司。几周后，你就能通过电子邮件收到你的测试结果报告书。

我对遗传基因测序非常感兴趣，决定亲身一试。但是，我很快就发现了一个问题：对于这样的测试结果，你完全可以根据自己的理解去加以解读，即所谓"仁者见仁，智者见智"。例如，根据测试结果，如果你像我一样每天饮三杯咖啡，你将成为患心脏病风险达60%的不幸者中的一位。这听起来颇为不妙。但是，如果再仔细琢磨一下测试报告，你就会发现，你因饮用咖啡而诱发心脏病甚至致命的概率其实是极低的，因为你心脏病发作的概率低于平均水平，而且其他因素有可能完全抵消这个小小的风险。

简言之，除了几种会引起致命疾病的基因之外，对于想知道自己寿命长短的人来说，基因测序并不能提供多少有用的信息，列表中一长串的各种小概率的风险根本无法告诉你：你将活到95岁，或者只能活到60岁。就拿我来说，根据检测结果，我患贲门腺癌的风险为0.08%，高于平均值的0.07%；而与平均值0.7%相比，我患黑色素瘤的风险为1.3%。那么，对于我来说，是患贲门腺癌的风险更大，还是患更为普遍但一直被我忽略的黑色素瘤的风险更大？

加拿大阿尔伯塔大学生物伦理学家兼律师蒂莫西·考尔菲尔德一直在关注人们对这类测试的反应和态度。他认为，

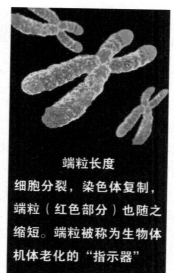

端粒长度
细胞分裂，染色体复制，端粒（红色部分）也随之缩短。端粒被称为生物体机体老化的"指示器"

持我这种态度的人大有人在，人们似乎并不特别在意这类风险预测信息，他们不会为此大惊小怪，也不会为降低各种风险去多做锻炼，去改变饮食结构或接受更频繁的检查，就好像我们对一些传统的身体检测信息，如体重、血压和胆固醇水平等，也不会太过紧张一样。

事实上，我们对基因风险警示信号采取鸵鸟式的、"不去管它"的态度可能是十分明智的。荷兰莱登大学医疗中心的埃丽妮·斯莱格布姆和她的同事发现，八九十岁的健康老人所携带的会提高心脏病、癌症和Ⅱ型糖尿病的风险的基因异变或等位基因的概率不会小于我们中的其他人。斯莱格布姆说，那些来自长寿家族的人的身上也有着同样多的有害等位基因，但区别在于，他们可能还拥有可阻遏这类风险的其他基因。斯莱格布姆和她的同事现在已经发现了基因组的一些相当重要的独立区域，并猜测有可能是一些非常关键的基因，控制着机体的新陈代谢、发炎机制和免疫系统。

## 端粒长度里或许隐藏着更多的信息

我在23andme接受了"长寿特征"的测试：我有望活到95岁或100岁。不过，对我的其他一些特征的测试结果却有好几处都明显出错，包括我的眼睛的

颜色、我的头发是否卷曲等。这让我如何对他们的检测结果产生信心呢？

事实上，即便是遗传基因测序最坚决的支持者也无法回避这样一个事实：长寿不仅与遗传基因有关，还与生活方式和生存环境等因素密切相关，而这些因素和影响是无法直接进行测量的。那么，以端粒长度为依据的新的测试手段能说明多少问题呢？

就像鞋带末端的塑料头一样，端粒起到了保护染色体的作用，使正常染色体端部之间不发生融合和退化，保证每条染色体的完整性。每当细胞分裂、染色体复制时，端粒也随之缩短一点。这一过程甚至在你出生之前就已经开始了，在生命的最初20年里，端粒长度缩短大约1/3。

随着年龄增长，端粒继续缩短，每10年平均缩短9%。目前尚不清楚端粒自然缩短的速度是否因人而异，但吸烟、酗酒等不良生活方式以及肥胖和压力，显然都会加速端粒变短。这可不是什么好消息，因为端粒越短，寿命也越短。有研究者对60岁以上成年人的端粒长度进行检测后发现，那些端粒长度短于同年龄者平均长度的人，死于心脏病发作和感染疾病的概率比端粒长度超过平均水平者分别高3.18倍和8.54倍。

对一个人的端粒长度进行测试，然后与同年龄者的端粒长度进行比较，以此来预测寿命长短，这种方法引起了很多研究者的兴趣。现在，大多数研究者都将端粒长度与健康联系在一起，并以端粒平均长度作为测量依据。不过，西

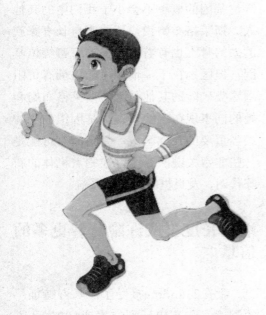

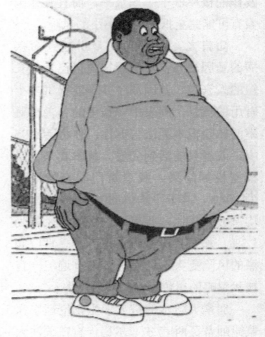

事实上，勤锻炼或控制体重是降低一些常见病、多发病的有效方法

班牙一家名为"生命长度"的公司还同时提供"过短端粒数量"的信息。该公司的科学家认为，超过临界点的极短端粒的数量才是决定性因素，端粒一旦缩短到某个临界点，它们就无法再行使保护染色体的工作。测试方式上的这种不同表明了人们对端粒在理解上的差异。

也有科学家指出，端粒长度究竟如何影响人类的健康和寿命，对此我们还所知甚少，因此为公众提供端粒测试的时机并不成熟。端粒只能作为身体整体健康水平的一个指示器，就好比你通过做胆固醇水平测试，至少可以了解自己身体的具体的测量数值。如果你发现自己的端粒长度短于同龄人的平均水平，你所能做的就是改变一下自己，比如追求更健康的生活方式。以我来说，我知道要多吃绿色蔬菜，多活动多锻炼，尽量不要生活在工业污染严重的空气环境中。我的祖父母也是这么教导我的。

## 哪些人比较长寿

女性：女性平均寿命比男性长5年，这可能是女性的机体修复能力更强的缘故。

秋天出生的人：秋天或初冬出生的人的寿命要长于春末出生的人，这可能与胚胎早期发育所占的天时地利有关。

奥斯卡奖获得者：研究发现，获奥斯卡奖者更长寿。不过，仅是提名还不行，得是真正的获奖者。一项针对获奥斯卡奖提名的男演员和女演员的寿命的研究发现，最后获奖者的寿命平均多活3.9年。

高个子：有研究者对490具遗体骨架进行骨骼长度和牙齿磨损程度测量，计算出死者死亡时的年龄，最后得出了高个子更长寿的结论。

（原著：艾莉森·莫特卢克　编译：方陵生）

# 恐怖的不速之客：人体十大寄生虫

最近，英国微生物学家迪克森·德波米耶盘点了十种最喜欢寄居在人类身体里的恐怖寄生虫。

作为地球上最成功的物种，人体吸引了许多不邀自来的"食客"。我们的身体里寄居了成百上千种病毒、细菌、真菌、原生动物和节肢动物。病毒是最早的寄生物种，然后是细菌，之后随着多细胞生物的进化，更复杂的寄生"食客"纷至沓来。地球1亿物种中有一半为寄生物种。

以下十种令人恐怖的小小虫子，相信一定没人愿意让它们在自己的身体里"安家落户"。

## 眼丝虫

在寄居于人体的寄生虫中，眼丝虫并不是最危险的，这种西非寄生虫之所以被排在十大人体寄生虫之首，是因为它有一种令人毛骨悚然的习性——会爬进宿主的眼睛里。它们中的大多数寄生在皮下组织内，游荡于身体各处，引起一些小小的伤害。雌虫产卵进入人体血液，然后在鹿虻吸血时被一起吃进去，幼虫在鹿虻的翅膀肌肉里成长到具有感染能力时，转移至鹿虻的口腔部位，当被感染的鹿虻再次叮人时，幼虫爬到人体皮肤上，通过伤口进入人体。

有时成年眼丝虫会爬到眼睛虹膜上，如果被感染者在这时照镜子就可以清楚地看到，它也在看着你呢！可以通过手术将它们从眼睛里驱除出去。

## 犬绦虫

这是一种感染犬类动物的小绦虫，但它们也会进入人体。通常的感染源是羊，感染了犬绦虫的羊在被屠宰后，肝脏中的绦虫包囊随着羊的内脏一起被狗吃了进去，在新的宿主体内，绦虫幼虫破囊而出，附着在狗的小肠壁上，长成长虫。被感染的犬类动物体内可寄居成千上万条成年犬绦虫，成年犬绦虫产下的卵随着狗的粪便排出，再被羊在吃草

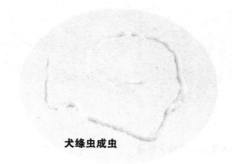

犬绦虫成虫

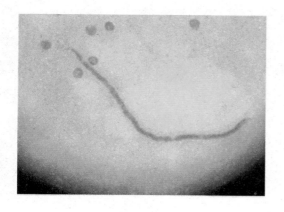

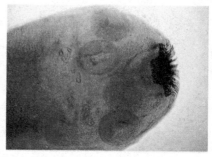

显微镜下犬绦虫头部的吸盘

时吃进去形成大如柚子的包囊，与羊群密切接触的牧羊人体内也可能会形成这样的包囊。

包囊破裂开来时，感染会迅速扩散到其他器官组织内，如大脑和肺等，通常会导致羊或人死亡。

## 猪绦虫

它们虽然能够长到4米长，但成年猪绦虫相对无害。猪绦虫的感染途径通常通过食用生的或未煮熟透的猪肉进入人体，寄居在小肠内。幼虫从包囊中孵化出来，附着在小肠壁上，三个月内可长成成虫。

猪绦虫卵的危害则要大一些，如

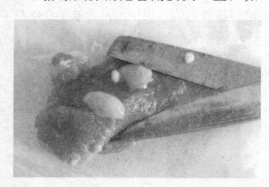

猪肉中的猪绦虫包囊

果不小心吃进了猪绦虫的虫卵，虫卵变成幼虫后会进入人体的血液循环中，寄居在人体各个器官组织内，如心脏、大脑甚至眼睛，在那里长成成虫。不幸的是，我们对付这种小小虫子的办法并不多，清除掉它们的唯一办法，是通过吃药将它们与排泄物一起排泄出去。

## 利什曼原虫

利什曼原虫是引起鼻咽黏膜利什曼病的一种寄生虫。这种单细胞寄生虫通过白蛉（蚋）叮咬进入体血液。感染人体后，利什曼原虫开始在免疫细胞中"安家落户"，随着免疫细胞在人体内的旅行，利什曼原虫可到达口腔、直肠和尿道，然后寄生于新的细胞里繁殖起来，引起溃疡，如果不进行适当的治疗，利什曼原虫可能会给人体带来致命的危害。

在一些较为罕见的病例中，口腔严重感染患者的上颚甚至会完全溃疡烂掉，这种病症被称为鼻咽黏膜利什曼病，通常发生在一些缺医少药的农村偏僻地方。一旦确诊，这种疾病还是可以

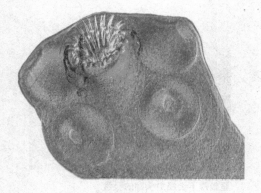

猪绦虫的吸盘

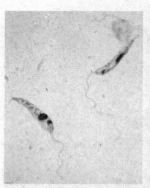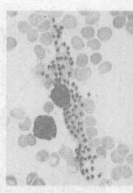

显微镜下的利什曼原虫

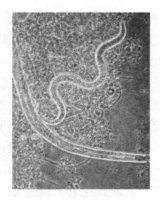

显微镜下的班氏丝虫成虫

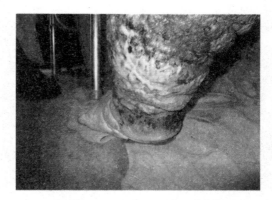

班氏丝虫引起的"象皮病"，患者下肢皮肤像象皮一样

成功得到治愈的，口腔被破坏的部位也可以通过整形手术基本得到恢复。

## 班氏丝虫

班氏丝虫的成虫可活10年之久。成虫产下的"微丝蚴"进入人体血液循环后，被蚊子吸入后变成具有感染性的幼虫，当被感染的蚊子再次吸血时，班氏丝虫幼虫就会通过被叮咬处的伤口处进入人体淋巴管，长成成虫。成虫死亡后，感染部位引发的炎症减缓淋巴腺内的液体流动，直至淋巴管被完全堵塞。最终导致局部肿胀，双脚变粗，皮肤干

枯起皱。这种疾病被称为"象皮病"，其原因是显而易见的。

## 麦地那龙线虫

麦地那龙线虫也叫几内亚虫，这是又一种长着丑陋脑袋的寄生虫，成虫最长可长到78厘米。麦地那龙线虫的幼虫感染一些水生甲壳内生物，如通常生活在死水潭中的水蚤等。人们在不知情的情况下喝了这种不洁水，水蚤在体内被消化，释放出寄生在水蚤体内的麦地那龙线虫的幼虫，在感染人体几个月后，雌雄麦地那龙线虫交配之后，雄虫死

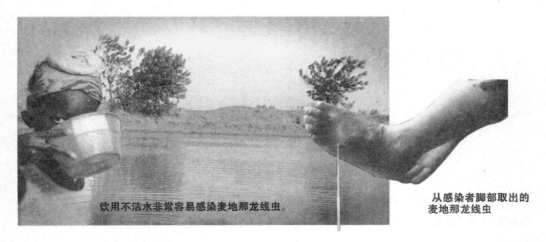

饮用不洁水非常容易感染麦地那龙线虫。

从感染者脚部取出的麦地那龙线虫

去，被人体消化吸收，雌虫则向人的腿部和脚部转移。

麦地那龙线虫会在人体表面形成水泡，然后在水泡里产卵，水泡令患者产生强烈的灼烧感，为减轻痛苦，患者往往会将有水泡的地方浸在水里，以获得缓解。浸在水里的水泡破裂后，麦地那龙线虫就又开始了新一轮的循环周期。

# 克氏锥虫

查加斯氏症也叫南美锥虫病，是由克氏锥虫引起的。这种单细胞寄生虫是通过南美洲和中美洲发现的一种叫作"接吻虫"的媒介昆虫传播的。这种昆虫有一种和苍蝇一样的可恶习惯，那就是一边吃一边拉，这就给了克氏锥虫进入人体血液的机会。

克氏锥虫寄生虫进入人体后，在体内四处穿行，如果侵入附近细胞内，会引起局部肿块，出现被称为"罗曼尼亚氏征（偏侧性睑结膜炎）"的感染症状。在一些慢性发展的病症中，最后有可能转移至心脏部位和神经系统，或进入肠道系统。对神经组织的破坏导致身体器官衰竭和扩大，长期感染导致所谓的巨结肠症、巨食道症等，这类疾病通常会是致命的。

# 鞭虫

鞭虫是居于世界第三位常见肠蠕虫病的罪魁祸首，这种可怕而讨厌的寄生虫可长到50厘米长。鞭虫的侵入部位为人体大肠。它们通常生活在热带地区，所以居住在英国等较寒冷地区的人们不必担心会受到这种寄生虫的感染。与其他肠道蠕虫一样，鞭虫卵能够在土壤中

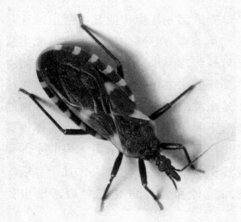

传播克氏锥虫的"接吻虫"

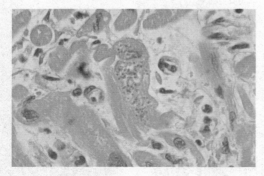

显微镜下的克氏锥虫

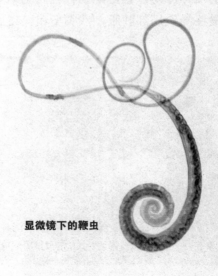

显微镜下的鞭虫

长期休眠，直到被孩子们在不知不觉当中吃进肚子里。

鞭虫感染通常只引起腹泻，但如果接触到有鞭虫成虫附着的生鲜食物，就有可能对人的身心健康产生严重的影响，特别对孩子们来说更为可怕。想象一下，母亲带着哭闹的孩子半夜三点去找急诊医生时是如何的惊惶不安，对于孩子们来说，又是怎样一种可怕的折磨。但如果发现得早，鞭虫感染治疗起来并不困难。

## 蛔虫

这种像铅笔一样粗的蛔虫寄居在人体小肠内，可长到50厘米长。蛔虫会分泌一种抗胰岛素的化学物质，干扰小肠的正常消化功能，它们是人类吃进食物最早的"享用"者。雌性大熊猫蛔虫每天产卵20万枚，3～5年后随粪便排出，进入土壤。虫卵在土壤里可潜伏多年，等待时机随着食物吃进人们的肚子里。

蛔虫在世界各地感染了20亿人，大多数是孩子。对于年幼的孩子来说，严重的感染会导致发育迟缓，甚至影响智力。遗憾的是，这种可怕的寄生虫只有在疟疾高烧时才会离开人体，"移居"别处，离开途径或是肛门，或是口腔。

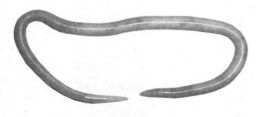

**蛔虫**

如果大熊猫蛔虫侵入人体肝脏、胰腺或胆囊，将会产生致命的后果，有可能危及生命。一种叫作甲苯咪唑的驱肠虫药可直接将它们驱除出体内。

## 马蝇

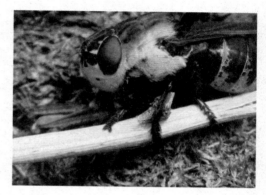

**马蝇**

马蝇是一种个头很大，令人讨厌的寄生虫。在它们准备在人的皮肤上产卵之前通常就会被人发现，然后轻易地将它们从身上掸落。寻找合适的地方产卵"落户"是各种蝇虫的惯技。马蝇用的是一种更隐秘、更不为人注意的手段，它们会先将卵产在雌蚊的肚腹上，然后将它们放生。带有马蝇卵的蚊子在人体上吸血时，马蝇的虫卵感知到了被叮咬人体的皮肤，就会孵化出来，掉到被叮咬者的皮肤上。马蝇幼虫穿透人体皮肤，进入皮下组织，经过几周时间，长到0.5厘米长之后再爬出来，落到地上化成蛹。几天后，新生的马蝇从蛹中飞出，开始新一轮的生命循环周期。

（林声）

# 千秋功过话脂肪

　　人们对五花肉、奶油等高脂肪含量的食物又爱又怕。吃还是不吃？这对于人们尤其是对于追求苗条身材的女性来说，真是个两难的选择。脂肪含量高的食物真有那么可怕吗？新的研究也许会让我们对它们的功过有一个更全面的认识。

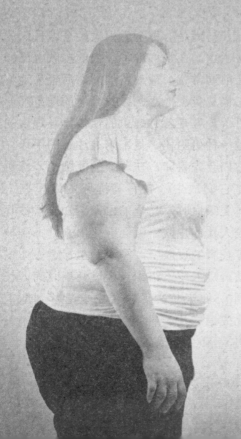
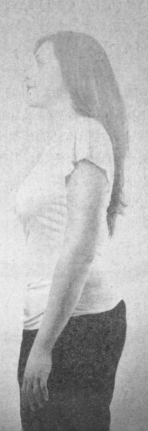

广义上讲，食物中的油和脂都被我们称为脂肪；狭义上讲，人体内贮存着甘油三酯的脂肪细胞集合，就是我们所说的"肥肉"和脂肪组织。

电影《Sleeper》（中文译名《傻瓜大闹科学城》）中有一个很有意思的场景。那是2173年，两位科学家关于21世纪后期饮食情况的一段对话。

"你的意思是说，那时肥肉不能碰，肉排、奶油馅饼甚至热巧克力酱都不能吃吗？"其中一位科学家问道，满脸的不可置信。"因为人们认为这些食物都是不健康的。"另一位科学家回答道。

## 脂肪为何让人"谈虎色变"

对于脂肪，我们并不完全赞同电影里两位科学家的观点，肉排和奶油派也许并不像我们长期以来所认为的那么可怕。在经过三四十年关于健康饮食的宣传之后，饱和脂肪对心脏有害的观点早已深入人心。

那么，多吃红肉和奶酪到底有没有问题呢？现今限制摄入饱和脂肪的建议是否有些过犹不及呢？我们又何以会在那么长的时间里一直对脂肪如此畏之如虎呢？

问题的答案至关重要。根据世界卫生组织最近的统计资料，心血管疾病是世界上头号健康杀手，每年死于心血管疾病的人数占死亡人数的三分之一，多达1 700万人。世界卫生组织还预计，到2030年，全球每年死于心血管疾病的人数将增至2 300万。

从20世纪70年代开始，营养科学的主流观点认为动物性食物，包括肉类和乳制品，是心脏病发作风险激增的直接原因。营养学家鼓励人们多从鱼类和植物中（如各种坚果和植物种子）获取油脂。

美国官方推荐，成年人每天摄入脂肪不得超过摄入卡路里总量的30%，其中饱和脂肪不得超过10%。英国的标准大致相同。这并不是一个难以达到的目标，普通人食用一整个12英寸大的火腿比萨，还可以再吃一个冰淇淋，也不用担心会脂肪超标。然而实际情况是，无论是在美国还是在英国，成年人的饱和脂肪摄入量都大大超过推荐限量。这是怎么回事？

从20世纪50年代到70年代，英国人的脂肪摄入量占饮食中卡路里摄入量的40%，美国人对脂肪同样也是青睐有加。但是，随着对脂肪危害健康观点的日益深入人心，人们开始尽量少吃奶油和肥肉之类高脂肪类的食物，食品加工行业也对这种新的营养学趋势作出及时

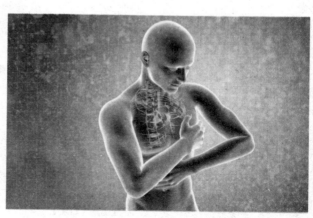

体内脂肪增多不仅危害健康，还会损害形体

反应，各种各样的低脂饼干和糕点纷纷出现在了超市的货架上，低脂饮食开始迅速流行起来。

于是人们纷纷接受了低脂饮食有益健康的观念，西方国家因心脏疾病导致的死亡率开始下降。以英国为例，1961年死于心脏疾病的人数占总死亡人数的一半；而到了2009年，死于心脏疾病的人只占总死亡人数的不到三分之一。但这里面是否还有其他的影响因素呢？比如这一时期医疗保健和预防科学的大步发展，饮食结构的变化在这中间是否起了作用，或者说起到了多大的作用，可能很难说得清楚。不过，值得注意的是，虽然人们的脂肪摄入大为下降，但肥胖症和其相关疾病的发生率却并没有因此减少。

## "好胆固醇"与"坏胆固醇"

为了正确认识和评价饮食中饱和脂肪对健康的影响，我们首先需要了解我们的身体对饱和脂肪的处理方式，以及饱和脂肪与其他类型脂肪之间的区别。

脂肪摄入人体，进入小肠，分解为它的组成成分——脂肪酸和丙三醇，被肠道壁细胞吸收后，与胆固醇和蛋白质结合在一起，形成小球状的脂蛋白，进入血液循环。摄入的脂肪越多，血液中的脂蛋白含量就越高，而根据传统营养学观点，脂蛋白含量过高是导致出现多种健康问题的罪魁祸首。

脂蛋白主要分为两种类型，高密度脂蛋白和低密度脂蛋白。低密度脂蛋

**HDL可以预防动脉粥样硬化，而LDL则导致动脉粥样硬化**

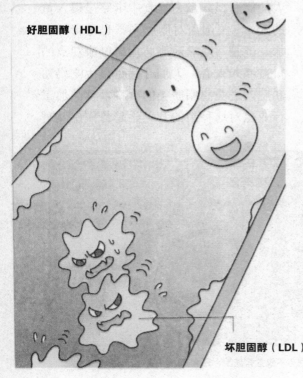

好胆固醇（HDL）

坏胆固醇（LDL）

**每天喝2~3杯绿茶有利于降低总胆固醇**

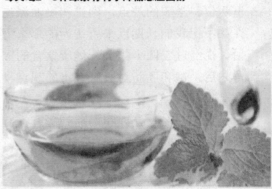

**每天吃两把坚果可以降低LDL**

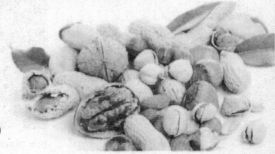

白（LDL）通常被称为"坏胆固醇"。LDL之所以"臭名远扬"，是因为它们通常会附着在动脉血管内壁上，沉积下来，形成斑块，导致血管变窄和硬化，增加血管堵塞的风险。饮食中各种类型的脂肪中，最易导致"坏胆固醇"升高的就是饱和脂肪。实际上，胆固醇本身影响甚小，之所以胆固醇"凶名在外"，是因为胆固醇含量较高的动物性食物同时也含有大量饱和脂肪。

高密度脂蛋白（HDL），或称"好胆固醇"的作用则正好相反，它有助于防止血管出现斑块。传统营养学观念认为，多吃富含不饱和脂肪或水溶性纤维的食物，如全麦、水果和蔬菜，可提高HDL水平。这可能是人类营养学史上最具影响力的一种理论。

这种理论假设最早可追溯到20世纪40年代。当时，中年人心脏病发作率猛升的趋势在美国人当中引发了极大的恐慌，而专家们却认为与年龄相关。但美国明尼苏达大学心理学家安塞尔·基斯提出了新的观点。

基斯指出，日本和一些地中海国家的心脏病发病率极低，这与当地人的低脂饮食结构相关，为了证明其中的因果关系，1958年，基斯开始了一项开创性的研究项目。他招募了来自7个国家1 276名年龄为40～59岁的男性志愿者，对他们的饮食结构和心脏健康状态进行了为期5～10年的跟踪观察研究。这些国家包括美国、芬兰、荷兰、意大利、南斯拉夫、希腊和日本。

基斯最后确定了食物中的饱和脂肪与血液中脂类升高，以及心脏病和中风风险之间的相关关系。脂肪与心脏病相关的理论就此诞生。

之后，另外一些研究也支持了基斯的观点，其中比较有名的是弗兰明罕·哈尔特对美国马萨诸塞州一个城镇居民饮食以及健康状况的跟踪调查。根据这项调查结果，以及美国人心脏病发病率日益升高的趋势——到20世纪80年代时，每年约有100万美国人死于心脏病。美国卫生保健部门由此对减少脂肪摄入量，特别是饱和脂肪，开展正式的宣传活动。1980年，美国官方正式推出限制脂肪摄入的指导性建议；1991年，英国亦参照了美国的做法，自此正式确立了脂肪有害健康的观点。

## 脂肪研究与辩论

但是，质疑之声也时有响起。2010年，一些科学家对21项研究成果进行了综合分析，这些研究对34.8万人进行了多年的跟踪调查，结果发现，饱和脂肪增加心脏病风险的理论"没有明显的证据支持"。

另一项综合性研究对之前涉及18个国家64万人的72项研究重新审视之后，更坚定了科学家对脂肪"恶名"的质疑。令许多人吃惊的是，调查并没有发现对目前饮食建议的支持证据。研究指出，目前的指导性建议推荐人们多摄入多种不饱和脂肪酸，少摄入总饱和脂肪，但现有的证据并不能明显支持这一点，关于脂肪的营养指导也许需要重新评估。研究认为，脂肪有害的观点有失偏颇，并坚持认为是打破饱和脂肪禁区的时候了。

对于学者们这一新观点，许多普通人为之感到兴奋，特别是对于一些喜爱肥腻美食的人来说，无疑是看到了给脂肪"绿灯"放行的好消息。真的不用对脂肪畏之如虎了吗？难道基斯真的错了吗？还是基斯的理论与最新研究之间的冲突另有原因呢？

虽然基斯的研究极大地影响着主流健康理念，也有人提出异议，指其理论存在一些缺陷。有人批评基斯在研究中只选择一些支持他理论假设的数据资料，而对与他理论假设相悖的一些国家的情况则视而不见。比如，流行高脂肪饮食而心脏病发病率极低的法国被他排除在研究之外。又如，强烈支持他理论观点的依据来自于克利特岛，但克利特岛的饮食结构数据却来自于他们的"大斋期"，根据传统习俗，希腊人在"大斋期"是不吃肉食和奶酪的。基斯完全忽略并低估了他们在平常日子里的正常脂肪摄入。

哈尔特的研究同样也受到质疑。批评者指出，哈尔特的研究缺乏代表性，

研究对象中心脏病发病率高的白人男女很多不单是因为饮食的原因，还有其他一些因素，例如抽烟。最近的研究越来越明显的表明，饱和脂肪对我们的影响比我们之前理解的要复杂得多。

美国加州大学旧金山分校的罗纳德·克劳斯对脂蛋白和心脏病有着长期的研究，克劳斯也参加了2010年那项综合性研究，他认为，对于脂肪的功过，我们应该重新审视，至少有部分再思考的余地。

他指出，并非所有LDL都是一样的，我们要区别对待，全盘摒弃的做法是错误的。如今普遍接受的观点认为，LDL可分为两种类型，一种是较大的松散粒子，另一种是小而紧凑的粒子。克劳斯指出，与心脏病风险相关的只是后者，而较大松散粒子的风险则很小。克劳斯还指出，重要的是，饱和脂肪并非一无是处，比如，会增加松散型粒子LDL，还有一些研究表明，低脂肪高碳水化合物饮食也并非完全有功无过，会增加较小LDL粒子，特别是富含糖的饮食。

为什么较小LDL粒子风险更高呢？那是因为当LDL随着血流在人体中穿行时，较大的松散LDL颗粒可与细胞结合在一起，退出血液循环，而较小LDL粒子不容易与细胞结合，留在血液中的时间会更长；而

研究发现，长期素食因缺乏脂肪也不利于健康

停留时间越长，它们所产生的危害也就越大，并很容易转化为造成更大危害的氧化形式。LDL越多，总胆固醇水平也越高，对动脉血管造成危害的风险也越大。克劳斯认为，这些强有力的证据足以表明，我们需要重新认识脂肪对健康的影响。

但是，牛津大学饮食与健康专家苏珊·杰布教授认为，据此认为要改变LDL与健康关系的模式还为时尚早，"对LDL细分的研究还太少，值得进一步的探索，但至少目前的一些证据还不能让我信服"。

英国心脏基金会副会长、血管生物学家杰里米·皮尔森认为，高含量饱和脂肪与心脏病高风险相关的观点仍有一定的说服力，并得到了另一个综合分析项目的支持。他举了一些动物实验的有力证据证明，高含量饱和脂肪与高LDL以及血管硬化相关。

## 糖与反式脂肪酸：新的健康大敌

那么，对于正统观念提出质疑的综合分析研究结果，又该作何解释呢？杰里米·皮尔森认为："这意味着可能还有其他一些因素同时对人类的心脏病风险产生影响，这些因素可能比人们饮食中饱和脂肪和不饱和脂肪的平衡更为重要。"他举了一些例子，如是否缺乏锻炼，是否饮酒过量，以及是否体重超标等，这些因素甚至有可能会超过脂肪的影响。

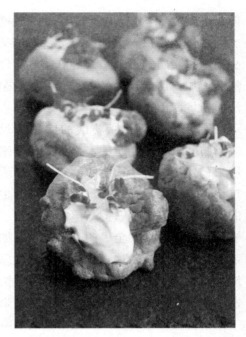

**我们日常生活中最容易见到的反式脂肪酸——人造奶油**

显然，关于脂肪功过的辩论不应该与总卡路里摄入量的问题分割开来。从20世纪70年代开始的其后30年里，人们的卡路里摄入量一直在迅速攀升，其结果是体重超重的人数也随之持续上升。体重超重和肥胖症显然是导致心脏病风险增加的一个重要因素。

另一个重要问题是，当脂肪成为危害健康"人人喊打"的"众矢之的"之后，人们会用什么来代替脂肪呢？"脂肪摄入减少的效果取决于人们用什么来取而代之，我们在有意无意间会用其他一些东西来代替大量减少的卡路里"。哈佛大学公共卫生学院的沃尔特·维莱特说道。

正如一些人所看到的，问题出在了什么地方：一些淀粉质或糖类食物中被加入了许多添加物来替代脂肪，特别是糖类。2009年的一项研究表明，在增加碳水化合物摄入量的情况下，即使减少了饱和脂肪的摄入量，心脏病风险仍然会增加。这就让人们有了一种新的想法：糖是真正的罪魁祸首。

然后还有反式脂肪酸的问题。反式脂肪酸也叫转脂肪酸，是食品化学家用来替代猪油等动物脂肪的东西，是通过化学方法将植物油经过氢化处理产生的一种物质，由于它们是不饱和脂肪，被认为是"健康安全"的。由此食品加工业在饼干蛋糕等加工食品中毫无顾忌地加入大量反式脂肪酸。但人们很快发现，反式脂肪酸不但没有给人们带来"健康营养"的益处，还是心脏病风险高发的"罪魁祸首"。一些综合性的研究分析结果清楚地表明，减少饱和脂肪摄入带来的益处，由于糖和反式脂肪酸的介入完全被抵消掉了。

中不同类型的饱和脂肪酸与各种不同冠状动脉疾病相关，有的饱和脂肪似乎也能降低疾病风险，而另一些不饱和脂肪则会增加疾病风险。

剑桥大学流行病学家拉基夫·乔乌胡里说道，虽然以上这些研究成果还需要进一步的研究和确认，但这是一个值得探索的途径。

另有证据表明，并非所有的饱和脂肪都是一样的。2012年的一项研究发现，从肉食中摄入大量饱和脂肪会增加心脏病风险，但如果同时摄入同等量的乳品，则能降低这种风险。研究人员估计，肉食中的饱和脂肪只要减少2%，代之以从乳品中获得的饱和脂肪，心脏病和中风的风险就可降低25%。研究还发现，食用乳品增加的"坏胆固醇"没有食用奶油那么多，即使它们所含的饱和脂肪一样多。

## 重新认识和评价脂肪

科学家正准备对脂肪代谢的一些复杂机制展开进一步的深入探索，以揭开这种令人困惑不解的重重迷雾。现已知道并非所有类型的饱和脂肪对人体健康的影响都是相同的。例如，2014年的一项综合分析清楚地表明，血液

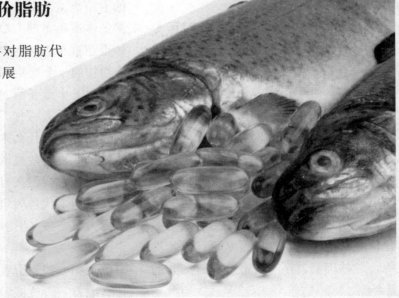

多吃鱼可以减少胆固醇和低密度脂蛋白（LDL）

那是不是乳品中的饱和脂肪带来的风险要低于肉食中摄入的饱和脂肪呢？是不是该鼓励人们多吃乳品少吃肉呢？现在下这个结论还为时过早。某些种类的饱和脂肪可能比另外一些更加有害的观点正在得到越来越多的认可，但还远远不足以将这种观点确立为权威性的饮食指南。

但不管怎么说，我们确实需要对脂肪功过重新进行评价。纽约大学营养学教授玛莉恩·内斯特说道，对单个营养成分的研究往往会有失偏颇，难免会出现一些重大失误。她说："人们并不会直接去吃脂肪，但他们所吃的食物中会含有脂肪和油脂，食物中混杂着各种成分，有饱和脂肪，不饱和脂肪，碳水化合物以及其他许多营养物质，它们有着不同的卡路里含量，并且都会对我们的健康产生有益或有害的影响，因此不能在如此复杂的关系中，单单将脂肪挑出来承担所有的罪责。"

唯一能够证实各种假设的途径是对一些人进行长达20年，甚至更长时间的跟踪调查，长期安排他们遵循各种不同的饮食结构。"但这种方法的可行性如何？研究资金能获得保证吗？我觉得很难。"内斯特说道。

那我们应该怎么做呢？推翻我们信奉了三四十年之久的饮食指南？不用再那么担心脂肪堵塞我们的动脉血管了吗？

一些营养学家赞成这一观点。比如，克劳斯建议重新考虑对饱和脂肪的指导性建议，提出放开对每日卡路里的严格限制。

## 了解你的脂肪摄入极限

成人每日能量摄入推荐量为2 500卡路里；

每日脂肪摄入量不得超过750卡路里；其中饱和脂肪……不得超过250卡路里。

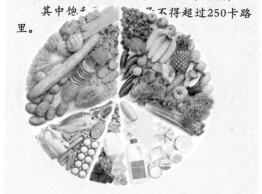

## 脂肪多少比一比

为了健康着想，你也许需要权衡一下，哪样食物中所含的饱和脂肪会少一些呢？

### 好消息

牛脂只含50%饱和脂肪；

猪油中不饱和脂肪多于饱和脂肪（分别为56%与39%）；

鸡蛋中所含饱和脂肪只有3%。

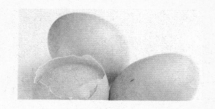

### 坏消息

饱和脂肪含量最高的竟然是一种植物油：椰子油，其脂肪含量高达87%。

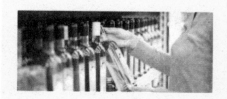

另外一些研究人员则建议要谨慎从事。比如，内斯特认为，问题的答案要取决于具体情况。"如果卡路里摄入平衡，饮食中包含有大量蔬菜，那么适量食用一些含有饱和脂肪的食物并不是问题，但大多数人的饮食并非如此。"她说。

杰布和皮尔森认为，目前我们还没有理由抛弃原有的饮食指南，但杰布同时也提出，对脂肪我们要重新加以评价。

因此，当某位饮食无节制者高兴地在烤架上夹起一块又大又肥的肉排，然后又在甜品上浇上一圈热奶油时，20世纪70年代的饮食指南对他仍然是有效的，至少目前来说是适合他的。换句话说，肉排和奶油也可以成为我们健康饮食的一部分，但切记勿要食用过量。

（方陵生）

# 禁食与健康

很多研究认为，禁食能够从多方面改变身体状况，提高健康水平，改善大脑功能，甚至可能还有助于延长寿命。禁食的好处真有那么大吗？

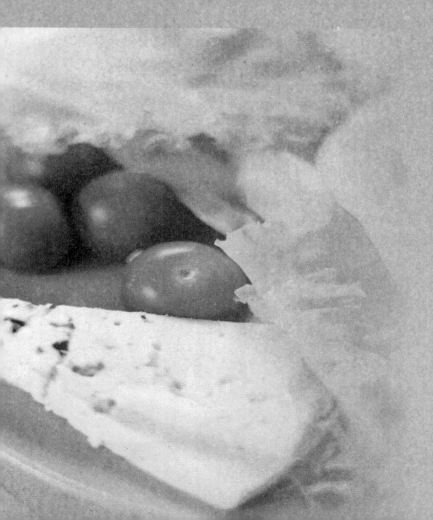

"我饥肠辘辘，眼冒金花，浑身没劲。这可怪不了谁，因为这是我自己的选择。而且我可以肯定，这些症状很快就会消失。从现在开始，10天或3周后，我的身体就会习惯并适应新实施的养生法：每周禁食两天。在此期间，我会一直关注它给我带来的回报。我下定决心不吃早餐和午餐，抵挡下午各种点心的诱惑，因为我相信，禁食将给我带来莫大的好处……"

## 禁食的意义

禁食通常被认为与宗教习俗有关。例如，禁食在穆斯林教五大支柱中位列第四；佛教徒提倡过午不食，认为这是自我克制的一种修行方式；一些基督徒认为暂时性的禁食是与上帝接近的一种方式。而我所期待的禁食的好处，更多的是在身体健康上。

禁食或对身体有好处，这种观点由来已久。早在1908年，一位名叫琳达·哈扎德的美国"医生"（实则是一名护士）出版了一本名为《为治病而禁食》的书。书中称，最大限度地减少食物摄入量，是治愈包括癌症在内的各种疾病的良方。但在她的一名患者因此而被饿死后，她锒铛入狱。

今天，人们对禁食的意义产生了新的兴趣。一些研究表明，禁食对癌症患者可能确有帮助，还有可能减少患癌风险，预防糖尿病和心脏病，帮助控制哮喘，甚至延缓帕金森病和阿尔茨海默氏症（老年痴呆症）。许多研究禁食的科学家甚至不惜亲身体验。他们告诉我

说，在我这个年纪（39岁），是开始禁食的一个关键年龄。

禁食真的值得我们一试吗？直到不久前，许多与饮食和健康长寿有关的研究都集中于对热量进行限制，并取得了一些令人瞩目的成果。例如，将每日摄取的热量减少一半，一些实验室动物的寿命得以延长了50%。遗憾的是，在灵长类动物身上，人们无法成功复制同样的实验。一项为期23年的猕猴实验发现，尽管限制热量延缓了与年龄相关疾病的发生，但对寿命却没有什么明显的影响，而其他一些因素，如遗传因素等，对人类寿命的影响似乎更大。

对那些为了长寿而忍饥挨饿数十年的人来说，这显然是个坏消息。但禁食研究者并不因此气馁。他们指出，虽然禁食带来了一些生物化学上的和生理上的变化，可能使人对疾病产生易感性，并带来生物学上的压力，但合适

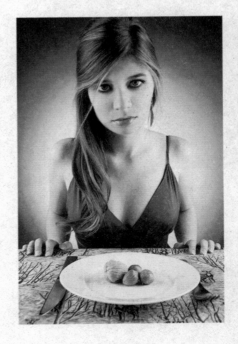

的禁食则不会。他们中的一些人甚至认为，在进化过程中，我们早已适应了间断性的食物缺乏——我们的祖先可过不上一日三餐无忧外加点心这样的生活。

## 禁食体验与禁食效果

不过，饥肠辘辘的感觉的确不好受。短期内禁食给人带来的感觉相当糟糕，身体需要时间去改变固有的心理和生理习惯。可惜的是，研究者们对具体如何禁食至今无法达成一致。我选择的是"5∶2"禁食法：在每周两天的禁食日里，每日一餐，只摄入600卡路里（通常的推荐摄入量是女性约2 000卡路里，男性约2 500卡路里）；而在非禁食日，我可以随意吃（这表明禁食并不一定意味着要减肥）。更严格的方案是：每隔一天都要进行同样的热量限制。另

外还有完全禁食法，即连续5天完全不进食。完全禁食法风险可能很大，连续禁食超过一周被认为有危险。禁食可以偶尔为之，也可以每周或每月一次。

不同的禁食方法对身体的影响是不同的。禁食效果在餐后10～12小时开始出现，此时血液中的葡萄糖耗尽，储存在肝脏和肌肉细胞中的糖原质开始转化为葡萄糖，用以提供身体能量所需。继续禁食，就将动用体内储存的脂肪，脂肪逐步分解，脂肪酸的分解导致肝脏产生一种叫作"酮体"的短分子副产品，为大脑提供"燃料"。在禁食进入3～4天时，这一过程会全速运转起来，身体的各种激素也会受到影响，例如类胰岛素生长因子1（IGF-1）的生成将降低至极低水平。IGF-1的结构与胰岛素因子结构类似，高水平的IGF-1因子与胰岛素因子被认为与癌症发病相关。在禁食期

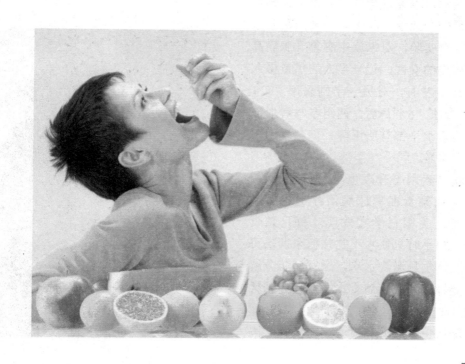

间，这两种激素的生成都会减少。

美国科学家认为，短期完全禁食对于治疗癌症效果最佳。实验发现，在48小时完全禁食中，小鼠的8种癌症中的5种的生长速度得到了遏制，禁食持续时间越长，效果越显著。肿瘤细胞比正常细胞更难承受禁食之"苦"，变异癌细胞在癌症被诱发的生理环境下会迅速生长，但在变化了的生存环境下则处于劣势。这也正是禁食与传统癌症治疗方法相结合，会给癌细胞带来双重打击的原因。

## 禁食和少食的医学价值

那么，禁食能从源头上预防癌症的发生吗？这方面的证据尚嫌不足，但未尝不能一试。血液中高浓度的IGF-1、葡萄糖以及体重超重都是致癌风险因子，而这些都可以通过禁食得到改善。胰岛素是另一个致癌风险因素。英国科学家做了一个实验，对家族中有患乳腺癌高风险病史的女性，让一半人的热量摄入减少25%左右，对另一半则采用"5：2"禁食法。6个月后，两组参与者血液中胰岛素水平都有所下降，但禁食组下降尤为明显。

胰岛素水平升高也与2型糖尿病相关，因此禁食在糖尿病治疗上也有美好前景。美国科学家发现，每月禁食一次，24小时只饮水不吃任何东西，可提高人体生长激素水平，触发脂肪分解提供能量，降低胰岛素水平及葡萄糖代谢的其他代谢标志物，从而达到减轻体重、降低患糖尿病和冠心病的风险。隔

日禁食（禁食日女性摄入500卡路里午餐，男性摄入600卡路里午餐）也可带来同样的好处。

禁食的好处还有：对体重超重哮喘患者进行隔日不完全禁食疗法几周后，患者的哮喘症状都有所改善。

禁食还被发现有一个对所有人而言的大好处：有益于大脑。研究表明，隔日禁食者在禁食日一餐仅摄入600卡路里热量，可将一种被称为神经营养因子的蛋白质生成量提高50%～400%，这种蛋白质参与生成新的脑细胞，对学习和记忆具有重要作用，可以保护大脑细胞避免出现与阿尔茨海默氏症和帕金森病有关的病变。有实验证明，从中年起开始进行隔日禁食的患有阿尔茨海默氏症状的小鼠，其记忆出现问题的时间推迟了大约6个月。小鼠的6个月大致相当于人类的20年。

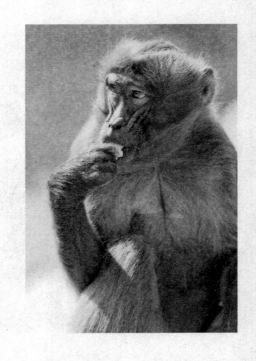

那么，我们又该如何看待"健康的一天由丰盛的早餐开始"这一传统观念呢？科学家指出，这种说法并不全面，不吃早餐影响学业成绩可能仅仅是刚开始禁食时出现的不良影响。

还有一个问题：禁食可能是很难做到的。研究发现，参加禁食实验的人中有10%～20%的人会在中途退出，无法将禁食进行到底。不过，在不久的将来，科学家也许就能找到解决这个问题的办法了。目前，有关研究人员正在探索在无需剥夺人们进食"权利"的同时获得禁食好处的可能性。

## 控制蛋白质摄入

禁食的主要生理效应是降低类胰岛素生长因子1（IGF-1）的水平，较低的IGF-1水平与致癌风险降低和寿命增加有关。如果能将致癌风险降低70%，何乐而不为呢？唯一让你纠结的是，这需要连续5天不吃东西（完全禁食法），这太难以想象，也太难以做到了。那么，有没有这样的可能：只需简单地改变一下饮食习惯，就能产生与禁食相同的效果？意大利科学家路易吉·费塔纳认为这并非异想天开。

费塔纳在对一组热量限制者和一组典型西式饮食者进行比较后发现，尽管前者在过去6年里严格限制了卡路里的摄入量，但这两组人群的IGF-1水平并无明显差异。而对一组严格素食者的研究却发现，其成员的IGF-1水平显著较低（即使这些人的体重更重）。他指出，禁食本身也许并不是关键，关键在于蛋白质。严格素食者的食物中蛋白质只占到热量的10%，而热量限制者的食物中蛋白质占到了大约25%。

费塔纳还指出，有确凿证据表明，高蛋白质摄入与癌症相关。例如，从日式低蛋白质饮食转向美式高蛋白质饮食，人群的癌症发病率明显上升。不过，费塔纳并不主张完全不吃蛋白质。他建议，按照美国推荐标准，每千克体重每日蛋白质摄入量不超过0.8克，相当于约10%的热量来自于蛋白质。在西方国家，蛋白质构成占日常饮食的16%以上。医学界认为大量蛋白质对人体有好处，但费塔纳对此表示质疑，他希望医学界能对这一观点重新加以考虑。

（埃玛·扬 俞 静）

# 照搬祖先的饮食，靠谱吗？

德国柏林有家"野人餐厅"，专为顾客提供200万年前人类祖先所吃的食物。德国《明镜》周刊称，菜单上的菜品包括由橄榄、酸豆和松仁拌成的沙拉、涂有以坚果为原料的黄油或橄榄酱的无麸质面包、浇有草本酱的熏鲑鱼以及各种肉类和鱼类荤菜，但绝对找不到常见的奶酪、面包、意大利面等食物。这些菜品的食材号称全部都是有机的、未经过加工的，配以最原始的一些烹饪方式，例如火烤。"我们只使用石器时代能找到的材料，并且按照'旧石器时代饮食法'制作而成"，餐馆老板自豪地说。有拥护者，自然也有不少反对者。让我们来听听反对者的声音吧。

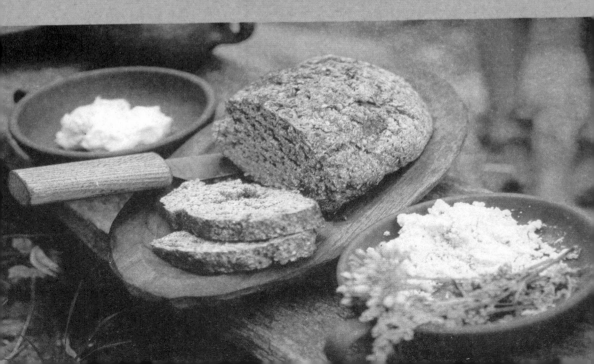

# 旧石器时代的饮食风潮来袭

让我们来认识认识杰夫吧。资料显示，他是一位身材高大、体格精瘦、行动敏捷的30岁男子。他的身体素质棒极了：低血压、低血脂、没有炎症在身，血糖、胆固醇和甘油三酯水平都非常理想。同时，他和家人吃得也十分健康，他们采集野生种子、坚果、时令蔬菜、树根还有浆果来吃。他们还擅长狩猎和捕鱼，经常能打到各种野味"小鲜肉"。除了觅食，他们还会生火取暖、穴居建屋、制衣蔽体，还练就了一身躲避大型肉食动物的本领。杰夫一天的生活可谓艰难困苦、处处充满了危险，还要时刻保持警醒和充沛的体力。然而，不知怎么的，杰夫仍是一个毫无压力的家伙，他总能补上缺失的瞌睡，还能在潺潺小溪旁享受片刻宁静。可以说，他完完全全适合自然环境。

从表面上看，杰夫就是一个"典型的原始人"，生活在农业文明的曙光到来之前。不过，他只是健身博主马克在"原始人蓝图"中刻画的一个人物形象。"原始人蓝图"是一份健康指南，旨在从生物进化学的角度（从最原始出发）寻找线索，帮助人们塑造出最强壮、最苗条、最健康的身体。该健康指南囊括了众多饮食原则，包括"旧石器时代饮食法"或"穴居人饮食法"。这些"饮食法"早在20世纪60年代就开始刺激人们的味蕾，如今这些"饮食法"早已演变出成千上万、截然不同的饮食风味与习惯。

目前，支持"史前饮食法"的超级粉丝们仍旧遵循着旧石器时代（时间为距今250万～1万年）的饮食习惯。他们坚信，原始人所吃的东西才是真正天然并能满足健康所需的饮食。事实上，在农业和工业出现之前，大部分人类都是典型的狩猎采集者：他们采摘浆果和蜂蜜，挖掘植物块茎，追逐食肉动物，并从其他食肉动物杀死的动物身上割下他们所需食用的肉。最终，他们还学会了使用工具如绳子、钩子来捕鱼，用长矛、网或弓箭来打猎。

当然，除了酷爱狩猎的"土豪"大叔以及天天与菜市场打交道的大爷大妈们，大多数"旧石器时代饮食法"的拥护者们都无法做到以上任何一项活动。相反，他们的饮食原则主要是以"不吃

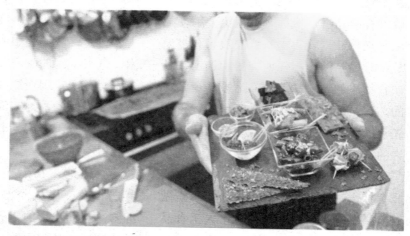

德国柏林"野人餐厅"出售的招牌有机套餐

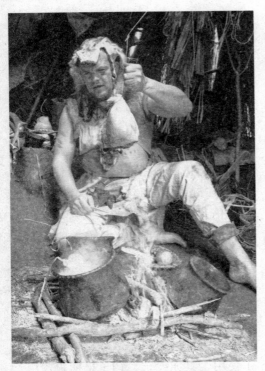

一名"旧石器饮食法"的拥护者正在模拟一个真正穴居人的生活方式

士、薯条、冻肉以及含糖饮料等。简单来说，就是减少了高脂肪、低蛋白质食品的摄入。而且，也避免了人工食物中过多的钠和防腐剂会大大增加罹患癌症与心脏病的风险。

## "旧石器时代饮食法"为什么不靠谱

其实，我们的生理结构和基因自旧石器时代以来并非一成不变。例如，在7 000年的时间里，人类开始吃奶制品，发展出乳糖耐受性，产生了适应奶制品的变化。虽然至今，仍然有许多人无法分解牛奶中含有的大量乳糖，被称为"乳糖不耐受"。乳糖不耐受的人一喝牛奶就会腹胀、腹泻或腹痛。那么，为什么有的人无法消化乳糖呢？这就是基因在捣鬼了。无论母乳还是牛奶、奶粉，只要是质量合格的，婴儿都能够饮用。但是，分解乳糖的基因会伴随着成长而渐渐失去它的功能，就好像被关闭了一样。对于一些成年人来说，产生乳糖酶的能力已经完全丢失了。所以乳糖不耐受这种问题通常发生在成年人身上。但是，我们当中的一些人已经进化出一些很特别的耐受基因，这些基因永远不会关闭，因而这些人能够终身保持产生乳糖酶的能力。即使这些人多喝几杯牛奶，也不会因为乳糖不能消化而引发肠胃不适。

同样地，在疟疾盛行的地区，自然选择改变了人类的免疫系统和血红细胞，帮助我们的祖先得以抵御蚊子传播的疾病，其中一些基因突变出现在过

什么"为主：①他们拒绝食用乳制品或任何谷物，这是因为，在旧石器时代之前，人类还没有发明或发现这些食物；②花生、扁豆、大豆、豌豆等豆类坚决不碰，除了偶尔吃吃坚果外；③吃肉就没有问题啦，他们有时甚至会用动物脂肪来烹饪美食；④新鲜的蔬菜和水果是绝对要吃的，但任何种类的加工食品如食物添加糖（精炼糖）是被严令禁止的，这是因为此类物质是我们的远古祖先从没见过的，但吃一点点蜂蜜还是允许的。

大多数营养学家认为，"旧石器时代饮食法"的拥护者们至少有一点做对了——就是从根本上减少了人工食品的摄入量，如白面包、烤土司、人工芝

去的1万年前，有些突变甚至在"最近的"5 000年内才出现。

与此同时，我们身体内部的生物进化速度更快，尤其是生活在我们肠道里的数十亿细菌。我们的肠道细菌在很多方面与我们的食物发生作用，它们帮助我们分解植物纤维，还会和我们竞争卡路里。当然，我们还没有直接证据证明，究竟是哪种细菌在旧石器时代就已经在我们的肠道中安营扎寨了。不过，可以肯定的是，那时的微生物群与我们现在的绝对不同。

正如苏黎世大学的克里斯蒂娜在2012年的TED演讲中所说："如今，我们食物中所包含的物种与旧石器时代的祖先们吃的不同。大多数情况下，我们已经通过人工选择改变了我们需要食用的物种：我们饲养牛、猪、鸡、山羊等动物以获取尽可能多的肉类资源；我们还发现了牛奶和蛋的迷人特质；还比如甘蓝，现在的卷心菜、西兰花、花椰菜、抱子甘蓝和羽衣甘蓝其实都是甘蓝这一物种发展出的不同品种，然后，经过一代又一代的选育，我们重塑了这些植物的叶子、茎和花，让它们形成了多种完全不同的形态。在以前，玉米曾经只是七零八落散落在墨西哥田间地头的一种被称为类蜀黍的杂草，而西红柿曾经只是一种比现在小得多的浆果。"

"旧石器时代饮食法"不仅忽略了我们自身、我们体内的生物（微生物）以及在过去1万年里进化演变的动植物，它也忽略了很多关于我们祖先在其短暂的一生中的健康状况（即使有些远古人类可以活到40岁以上，但很多儿童可能在15岁之前就去世了）。那些生活在旧石器时代的狩猎采集者和我们年代更近一点的祖先，都没有杰夫那种"百病不侵"的神性。

最新一项研究调查了一百多具古代木乃伊，寻找动脉粥样硬化的迹象。这些从世界各地收集而来的古代遗体，

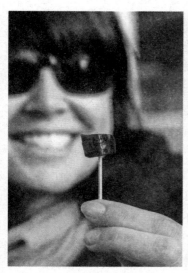

一名外国女孩拿着一小块海豹肝，激动不已

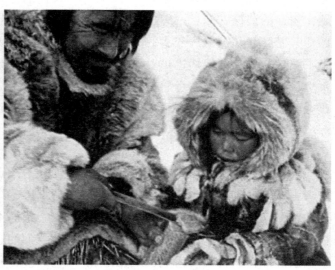

一名因纽特小孩正等着父亲喂他吃刚捕捉到的鲸鱼肉

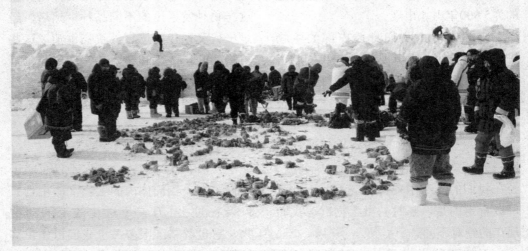

格陵兰的因纽特人世世代代几乎只靠吃海洋哺乳动物的肉为生

都是古代的狩猎采集者，其生活范围包含埃及、秘鲁、美国西南部和阿留申群岛。研究者写道："假设动脉粥样硬化主要与生活方式有关，如果现代人可以效仿农业文明时代之前的生活方式，那么，动脉粥样硬化症状在临床上就会消失。"但他们在这137具遗体中的47具身上都发现了疑似或确定为动脉粥样硬化病症的证据。而且，即使心脏病、癌症、肥胖症和糖尿病在我们的祖先身上不那么常见，但他们也仍要面对如寄生虫、致命细菌以及病毒感染等多重健康威胁；而对于现代人来说，现代卫生环境和医疗水平让人们在这方面轻松很多。

一些"旧石器时代饮食法"的拥护者强调，他们绝对不会完全"拷贝"一个真正穴居人的生活方式和饮食习惯——就如博主马克在"原始人蓝图"中描绘的那样。他们用人类在进化过程中已经形成的"方针指南"来指导自己，而非照搬一成不变的"原始人蓝图"。这种方式似乎相当灵活，但根本站不住脚。因为，就算研究人员了解了足够多的史前人类饮食习惯，但很多细节问题仍然不清楚：旧石器时代的祖先有很多分支，每一分支的食谱是什么？每一分食谱中肉和蔬菜的比例是多少？我们的祖先选择吃谷物和牛奶是在多久之前？许多问题仍不清楚。但是，唯一我们可以确定的是，旧石器时代人类的饮食变化会根据地貌、地质、季节和机遇而发生很大的改变。2002年，美国西北大学威廉·伦纳德在《科学美国人》中提到："现在我们知道，人类的演变不是依靠单一的饮食方式，而是要吃得灵活。这一点对当前人们应该吃什么来保持健康，具有重要意义。"

我们不能坐上时光机，穿越过去，和我们的祖先围坐在篝火旁大口吃肉。古代陶器碎片和牙齿化石也只能告诉我们这么多。所以，要弄清楚古代狩猎采集者的饮食方式，本身就很难，更不要说效仿了。而且，我们如果要效仿，那么效仿哪支部落才最好？我们要如何协调因纽特人的饮食方式——食谱上几乎全是海洋哺乳动物的肉，还有哈扎人、孔族人的饮食方式——食谱上全是多样的植物和陆地动物。难道这些不同的食谱要放到搅拌机里，打出一杯典型的"奶昔"？要知道，人类不是依靠单一的饮食方式，人类非凡的一点在于——我们摄食范围极广。我们能够在地球上几乎每一个生态系统中繁衍生息，我们的饮食习惯既包括北极居民享用的肉类大餐，也包括安第斯山脉居民享用的块茎和谷物大餐。

如果选取一个现代狩猎采集族群来仔细观察——比如希维族人，我们就会发现，即使是在这么一个人口稀少的觅食社会里，其中也存在着巨大的饮食差异。那时，我们就会彻底放弃"狩猎采集者都超级健康"这一看法了。同时，我们还能明显看出真正的觅食社会和"旧石器时代饮食法"支持者之间的巨大差异。

## 希维族人告诉你

根据最新统计数据，约有800名希维族人生活在哥伦比亚和委内瑞拉境内的棕榈茅草屋里。1990年时，安娜和金希尔发表了一份深入的研究报告，阐述了生活在委内瑞拉西南部奥里诺科河流域的希维族人究竟都吃什么。

希维族人狩猎采集各种各样遍布草原、森林、河流和沼泽的动植物。他们的肉食主要来源于水豚（南美无尾大水鼠）、野猪、鹿、食蚁兽、犰狳、野牛和多种鱼类，甚至还包括海龟。他们偶尔会猎取蜥蜴、野兔或鸟类。而这些都不是"旧石器时代饮食法"拥护者和城市居民可以轻轻松松捕获到的。

希维族人食谱中主食分为五种，分别是棕榈果、棕榈芯、几种不同的水果、野生豆科植物以及由黄蜂酿成的稀有蜂蜜。希维族家庭会种植大蕉、玉米和南瓜，但小小菜田的生产力极低。在距他们大约30千米外的小镇上有一个畜牧场，一些希维族人会去那里购买大米、面条、玉米面粉和糖。人类学家和游客也会给希维族人带去有意思的加工食品作为礼物。

安娜和金希尔计算得知，希维族人在野外狩猎采集获得的食物占他们摄入总卡路里量的95%；剩下的5%来自在小镇上采购的现成食物，以及希维族人的小菜园。在最干旱的时节，他们更加依赖从商店里购买的食物。

希维族人也并不是特别健康。和巴拉圭的阿契族相比，希维族人更矮、更瘦、反应更迟钝、面色显得更营养不良。希维族各个年龄段的人总是不断抱怨吃不饱。而且，大多数希维族人都患有寄生钩虫感染病，这种钩虫会钻进小肠，专以嗜血为生。只有50%的希维族儿童可以活过15岁。

如果我们把杰夫放到希维族人的中间，或者任何现代或古代社会——那他绝对是一个怪物。杰夫不能教我们如何生活，如何进食，因为他根本不存在。只食用在工农业出现之前人们可以获

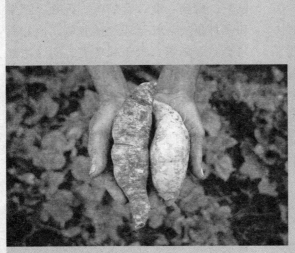

希维族人挖掘的植物块茎

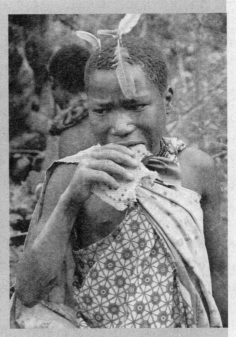

蜂蜜是希维族人不可或缺的热量来源

取的食物，根本无法保证我们的身体健康。我们的身体远不仅仅是由旧石器时代的适应性特征简单"拼盘"而来的。我们每个人都是一个动态组合体，组合了各种各样的继承特征，这些继承特征在新生命到来之后的进化历程中不断调整、转变、丢失、恢复。这种变化在过去的1万年中从未停歇。

归根结底，"旧石器时代饮食法"更像是一种个人偏好，而非建在逻辑基础上的科学理论。旧石器时代的狩猎采集者之所以会狩猎采集，是因为他们不得不这么做-。但是"旧石器时代饮食法"的支持者们之所以试图像狩猎采集者一样选择食物，只不过是出于他们个人的美好愿望罢了。

（林 红）

RANG SHUIMIAN WEINI CHUANGZAO JIYI QIJI

# 让睡眠为你创造记忆奇迹

如何在睡眠中强化你的记忆能力，科学家有了新的发现……

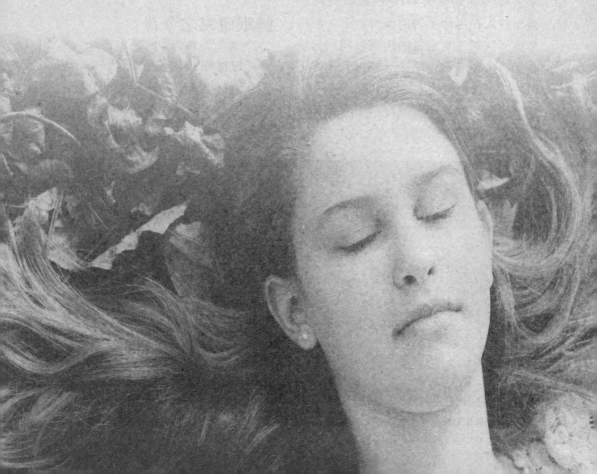

在如今这个竞争激烈的世界，人们都在为提高自己的竞争能力而奋斗。在考试、求职和晋升等压力下，为了在众多竞争者中脱颖而出，求助某些抗嗜睡"聪明药"的大有人在。在美国和英国的大学生中流行服用被叫作"利他林"和"莫达非尼"的所谓"聪明药"，据称这类药物可在瞬间大幅提升人的注意力和体力，适合考前服用。但有关专家告诫，这些药物实际上是新一代的兴奋剂，人们切不可滥用！科学家指出，最好的天然"认知能力强化剂"完全被人们忽略了。

这种神奇的"认知能力强化剂"其实很简单，那就是"睡眠"。我们每个人每天都需要大约1/3的睡眠时间，但一些人在工作学习的压力之下，却拼命地"压榨"这宝贵的睡眠时间，起早贪黑，废寝忘食，结果导致白天精神不振，工作学习的效率反而下降。

如今科学家研究发现，事实上，睡眠不仅是保持头脑清醒和注意力集中所必不可少的，睡眠质量的好坏同时还极大地影响着我们学习新事物的能力——从学骑自行车到学外语。那么，我们应该如何利用睡眠来提高认知能力和记忆力呢？

睡眠和记忆之间存在联系的观点并不新鲜。早在1924年，美国康奈尔大学的两位心理学家约翰·詹金斯和卡尔·达莱恩巴克就做了一个实验，他们让两名学生记忆一些无意义的音节，然后分别在1小时、2小时、4小时和8小时之后测试他们的记忆效果。结果发现，如果在学习过程中经历一段时间的睡眠，记忆效果显然比一直清醒着要好得多。也就是说，睡眠强化了学生对无意义音节的记忆能力。

## 睡眠研究之今昔

想提高技能学习能力吗？想迅速学会骑自行车吗？想让自己的打字速度变得更快吗？那就请在睡眠中见证奇迹吧……

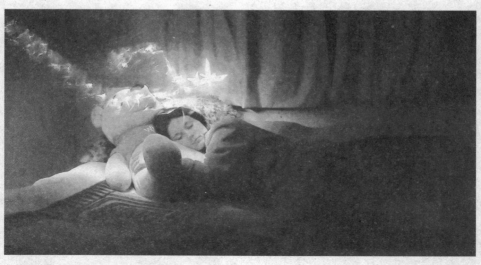

不同阶段的睡眠有助于巩固不同类型的记忆

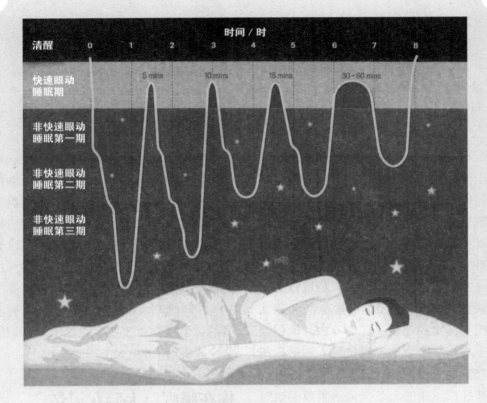

## 睡眠的四个阶段

在每晚的睡眠中，大脑每个睡眠周期内通常要经历4个睡眠阶段的循环，一个完整的睡眠周期一般持续90分钟左右。

快速眼动睡眠阶段（REM）

在快速眼动睡眠阶段，可以看到闭着的眼睑下眼球在不停地左右摆动，这一阶段也是梦境活动最为活跃的阶段。与慢波睡眠（SWS）不同的是，大脑不同区域的活动不是同步协调进行，而是"各自为政，各行其是"，就像我们在清醒时那样。

非快速眼动睡眠期（NREM）

在非快速眼动睡眠的三个阶段，脑电波活动越来越慢，而大脑神经元的活动也日趋同步。

非快速眼动睡眠第一阶段（Stage1 NREM）

在这一阶段醒来的人通常会认为自己还没睡着，他们并不记得自己已经睡着过。这一阶段往往会在睡眠中产生无意识的身体抽动。

非快速眼动睡眠动第二阶段（Stage2 NREM）

这一阶段构成我们睡眠时间的主要部分。与更深度的睡眠相比，这一阶段通常做梦的频率更低，睡眠者在这一阶段通常比较容易被唤醒。

非快速眼动睡眠第三阶段（Stage3 NREM），或称慢波睡眠期（SWS）

这一阶段进入非快速眼动睡眠中的最深睡眠。这一阶段的脑电图数据显示脑电波活动变慢，波峰和波谷之间差异变大。脑电波活动还显示，大脑中许多神经元活动趋向于同步。

不同的睡眠阶段，睡眠深度不同，脑电波活动模式也不同，只有充分了解不同睡眠阶段的区别和特点，才能了解睡眠是如何对我们的记忆产生影响的。不过可以确定的一点是，不同阶段的睡眠有助于巩固不同类型的记忆。

2013年初，美国研究人员进行的一些研究证实了近100年前詹金斯和达莱恩巴克提出的理论。在实验中，他们要求平均年龄21岁的一组年轻人和平均年龄75岁的一组老年人分别记忆由正常词语和杜撰出来的无意义词语组成的成对单词，如"bird"（鸟儿）和"jubu"（无意义）。他们发现，无论年轻人还是老年人，夜间慢波睡眠（SWS）更多的人，记住的成对词语更多。慢波睡眠中，脑电图显示出低频波的脑电波活动，是熟睡时的典型脑电波，我们睡眠的前1/3时间皆为慢波睡眠。

另一项研究表明，睡眠可能会加深对情绪有着强烈影响事件的记忆。德国研究人员让参加实验的学生志愿者阅读让人产生强烈情绪波动的文章，如凶手如何杀害儿童的详细描述。结果发现，那些到后半夜才睡着、拥有更多快速眼动睡眠（REM）的人，能够回忆起更多的细节。

睡眠还能创造学习技能的奇迹，包括从学习车辆驾驶到提高打字速度。哈佛大学的神经学家马修·沃尔克博士训练一些人按照复杂的顺序在计算机键盘上敲击按键，然后过12小时后对他们进行测试。结果显示，在两次测试期间没有经历睡眠的人，打字速度提高了2%；而那些睡了一会的人，打字速度提高了20%，同时输入准确度也很高。这种类型的记忆增强似乎发生在属于浅睡期的非快速眼动（NREM）第二阶段。

## 你在睡眠，大脑在记忆

想有效记忆外语单词吗？那么在强化记忆学习之后，不妨安排一段进入慢波睡眠的打盹小睡……

为什么睡眠中的大脑可以做这么多事情呢？答案之一是：与记忆"重放"有关。从脑电波活动记录中我们可以了解到大脑神经元的这种活动模式。我们白天在学习时，大脑神经元会被激发，而当我们夜晚进入睡眠时，这些神经元的活动模式表明，白天的一些情景在大脑里重放。

在慢波睡眠中，大脑皮层中数以百万计的神经元同时活跃起来。研究发现，这种脑电波慢波活动决定着其他神经元的激发时间，确保记忆重放在所有

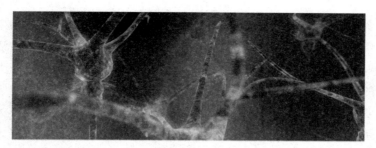

在慢波睡眠中，大脑皮层中数以百万计的神经元活跃起来，记忆得以强化

相关大脑结构里同步发生。因此，当大脑回忆你与朋友相会的一幕时，大脑视觉皮层关于他（她）脸部模样的视觉信息，以及相应的声音信息都会在同一时间同步重放出来。

这种同步协调的大脑重放机制可起到强化记忆的作用，就好像你在清醒时将事件在大脑里重演一遍一样。同步发生的神经元活动加强了相关神经元之间的联系，巩固了记忆的物理基础。

睡眠创造了强化记忆的奇迹，不仅仅是因为记忆重放的缘故，睡眠不同阶段的变化还与神经递质含量的变化有关。神经递质是在神经元和我们身体中其他细胞中传递调节信号的化学信使。

例如，乙酰胆碱是保持大脑处于清醒状态的一种重要化学物质，在慢波睡眠中，乙酰胆碱下降到了正常浓度的一半，这有助于巩固一些记忆，因为低浓度的乙酰胆碱可促进存储在大脑海马区深处的短期记忆转移到大脑皮层的长期记忆区域。

## 控制睡眠的未来

我们控制睡眠和记忆的途径远比我们所想象的要多。未来我们有望以更直接的方式来对不同的睡眠阶段进行控制。

从表面看，对于一个晚上大脑中不同睡眠阶段所占时间的比例，我们并没有多少选择余地，我们也无法选择哪些记忆来进行重放和强化。那么，我们如何才能利用睡眠来强化认知能力呢？科学家的答案是，我们控制睡眠和记忆的途径远比我们所想象的要多。

睡眠严格遵循着24小时的生理节奏，在早晨或上午，我们可能有更多的快速眼动睡眠，而在下午或傍晚，我们则可能有更多的慢波睡眠。这意味着合理安排休息时间，可有助于获得我们想要的睡眠模式。想要牢牢记住一组外语单词吗？那就不妨在下午晚些时候进行外语单词的强化记忆学习，接下来小睡一会（打个盹），你就有可能在你想要的慢波睡眠中巩固记忆之前学会的单词。想要让一场盛大的婚礼或庄严的洗礼仪式在你的脑海里留下永久的回忆吗？凌晨或上午的睡眠会让你有机会进入最佳的快速眼动睡眠。

我们不但可以控制不同的睡眠阶段，我们甚至还可以在小睡中有意识地让某段对你有着特殊意义的记忆片断在大脑里重放。

德国睡眠研究人员比约恩·拉希让志

愿者们做一个游戏。计算机屏幕上铺开一排正面盖住的成对卡片，让志愿者翻开其中一张卡片，然后要求他们努力记住与其配对的另一张卡片的内容，让志愿者多次重复这一游戏，直到他们能够记住与每一张卡片配对的另一张卡片的内容。在他们做这一测试游戏时，让玫瑰花的香气一直飘散在他们的鼻端。游戏结束后，每位志愿者在经过一晚上的正常睡眠后，准备接受第二天的测试。其中一些人在睡前闻玫瑰花香，一些人在慢波睡眠阶段闻玫瑰花香，另一些人在快速眼动睡眠阶段闻玫瑰花香。

第二天的测试结果很有意思，在慢波睡眠阶段再次闻花香的人的记忆成绩提高明显高于其他参试者。以声音刺激强化记忆也能取得类似的效果，只是声音要轻柔舒缓，以不会吵醒睡眠者为度。

睡眠研究的一系列进展令人振奋，未来我们也许能够以更直接的方式来对不同的睡眠阶段进行控制。

德国研究人员发现，如果以与慢波睡眠中神经元激发时脑电波活动同样频率的电流刺激大脑，促使产生的大脑活动在电流切断之后，还会继续进行，这种通过电流刺激产生的慢波大脑活动可极大地巩固记忆。其他研究人员发现，在人们睡眠时简单地以适合的频率播放某些声音，也能起到类似的效果。

当我们年岁渐长时，慢波睡眠会越来越少，到75岁左右时，我们中的许多人会完全失去慢波睡眠。研究还发现，重要的是，随着慢波睡眠的减少，认知能力也随之下降，一些科学家认为，缺少这一关键性的睡眠阶段，是导致大脑功能退化的因素之一。如果事实正如科学家们所推测的那样，那么对大脑的人工刺激有可能成为治疗老年人大脑功能退化的"万灵药"，有助于他们恢复慢波睡眠，预防大脑皮层的老化。也许未来有一天，我们所有的人都能获得一剂睡眠疗法的良药，让我们在进入老年之后，仍然拥有一个清晰而敏锐的大脑。

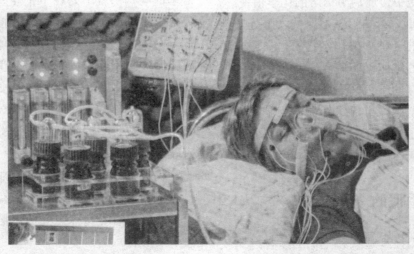

志愿者佩戴可散发玫瑰花香气的面罩进入睡眠，研究人员通过这个实验探索如何通过睡眠刺激记忆

# ZHUIMENGREN

# 追 梦 人

两年来，心理学家理查德·怀斯曼一直试图描述人们的梦境。他成功了吗？

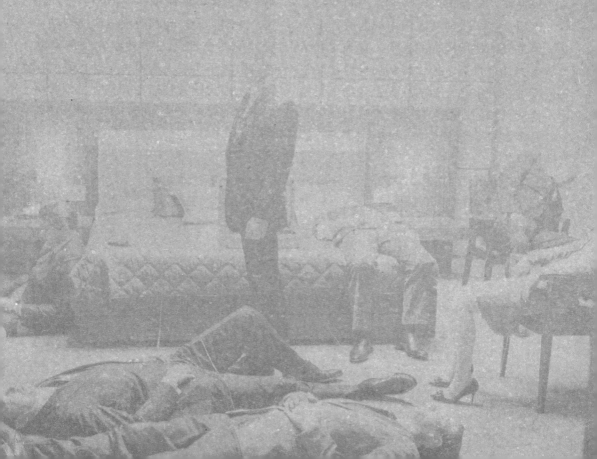

# "造梦" 计划

在电影《盗梦空间》里，莱昂纳多·迪卡普里奥扮演的造梦师能够进入睡眠者的潜意识并操纵他们的梦。控制梦境的新奇想法迅速抓住了公众的眼球，该影片也趁势大热。

电影情节纯属虚构。不过，有没有可能引导他人的梦境呢？科学家试图通过发起一项"造梦"计划来寻找答案。所谓"造梦"，就是研究人员在人们入睡时，使用智能手机巧妙地操控他们的梦境。约50万人参加了这一项目，同意科学家追踪并记录关于他们的梦境细节。

操纵梦境的想法由来已久。早在150年前，早期梦境研究者德赫维·德·圣丹尼斯发现他可以引导他自己的梦境。比如，在一次前往法国南部的旅行中，他每天都使用同样的香水，直到旅行结束。几个月后，他让侍从随机地在某些夜晚将香水洒在他的枕头上。结果正如他所预测的那样，在这些夜晚，他更容易梦到那次法国之旅沿途的风景。

在那个年代，巴黎贵族们对梦境的研究主要包括自我实验。1899年，美国生理学家詹姆斯·伦纳德用他的"梦想机"进行了更为系统的研究：他让志愿者躺在沙发上，头戴类似现在的业余拳击手用的皮革头盔，在头盔的耳朵上方部位设计有金属碟子，由橡胶管与附近的爱迪生留声机连接起来。在夜晚，伦纳德为这些志愿者播放古典音乐。

伦纳德声称他的这一特殊装置可以帮助那些受噩梦困扰的人。据说，这一试验帮助治愈了一位女士的忧郁症，尽管治愈后她"食欲大增"，但这并不影响实验的结果。伦纳德还出版了书籍，描述他如何通过试验将一个人的"梦魇诅咒"转变为"愉快的愿景"。

伦纳德的研究远远超越了他那个时代对梦境的研究，但由于他无法知道志愿者们什么时候做梦，所以如何选择合适的时间播放音乐成为最大的难题。面对这一看似不可克服的挑战，公众最终对这一研究失去了信心。直到20世纪50年代，芝加哥大学的尤金·阿瑟瑞斯基提出"快速眼动睡眠期"（REM），即在这一睡眠阶段，睡眠者眼球快速转动，身体的其余部分几乎处于完全麻痹状态。放置于头皮上的电极记录也表明在这一阶段大脑神经活动频繁且激烈。更为重要的是，无论何时，只要阿瑟瑞斯

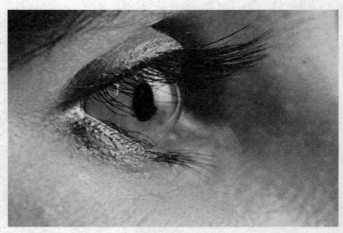

如果志愿者在"快速眼动睡眠期"被唤醒，他们几乎都在做梦，并且约一半的志愿者会对外界刺激产生反应

基将志愿者从REM睡眠期唤醒，他们几乎都在做梦。

阿瑟瑞斯基的发现彻底改变了睡眠科学，也重新点燃了公众对控制梦境的兴趣。例如，在20世纪60年代初，斯坦福大学睡眠科学家威廉·迪蒙特邀请志愿者进入他的实验室。待他们进入REM睡眠期后，他在他们耳边弹奏一个音调，并将一束光照到他们脸上，或者往他们脸上洒点水，10分钟后用就餐铃声将他们唤醒，并让他们描述自己的梦境。约一半的参与者对此类外界刺激产生了反应。例如，声响让一些志愿者梦到火光冲天的爆炸场面，明亮的光照让一些志愿者梦到火灾的发生，而洒在脸上的水让一些志愿者梦到突降大雨。

威廉·迪蒙特的研究取得了前所未有的积极成果，但由于研究人员无法在实验室外使用这些技术，公众对控制梦境的兴趣再度减弱。直到几年前，德国科学家蒂尼意识到，无处不在的智能手机也许能够帮助我们操纵梦境。在她的建议下，大规模的控制梦境实验——"造梦"计划开始进行。

"造梦"试验其实很简单。蒂尼请一家软件公司设计了一个应用程序并安装在参试者的智能手机上。研究人员要求参试者在临睡前，在自己的手机上设置闹钟，并选择一个特定的背景音乐，如在乡间或海边散步时听到的微风穿过树林发出的沙沙声或海浪轻轻拍打海岸发出的声音，然后把手机放在枕头旁。

根据该应用程序，在闹钟响前30分钟，手机的加速器被激活，开始测量睡眠者在睡眠过程中因翻动引起的床垫摆动的频率。当手机检测到睡眠者停止翻动后，表明其身体已进入麻痹状态，睡眠者进入REM睡眠期，这时手机便按照程序设定，开始轻轻地播放背景音乐。一旦苏醒，睡眠者需立刻向研究员提交关于他们梦境的报告。

## 定制梦境

"造梦"计划于2012年，在爱丁堡国际科学节期间正式启动。研究人员从已下载该应用程序的50万参与者中，共收集到了数万份关于他们梦境的报告。根据这些报告，科学家发现，与之前进行的其他一些研究得出的结果一致，在人们选择的背景音乐与他们随后做的梦

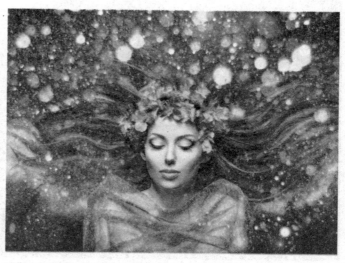

研究人员发现，背景音乐与梦存在一定关联性：如果选择乡村音乐，志愿者往往会梦到绿色植物、鲜花和草地；如果选择沙滩背景音乐，他们则更可能梦到海岸线。这说明，定制自己的梦并非遥不可及

之间，存在有一定的关联性——如果他们选择的是会让他们联想到乡村风景的音乐，他们往往就会梦到绿色植物、鲜花和草地；如果他们选择的是沙滩背景音乐，他们则更可能梦到海岸线，甚至可能在梦里突然感到阳光照射在他们的皮肤上。

不过，还有一种理论认为：是参与者引导了自己睡梦中的思维，或者说，参与者自己决定了自己想要梦到什么。为了验证这后一种理论，参与者的手机被设定为并不播放他们自己选择的音乐。即使这样，许多人仍然会梦到那些听到自己选择的背景音乐就会联想到的画面。这似乎表明，暗示是决定我们梦境的一个重要因素。

不管是什么原理，这些也许都不重要，重要的是，科学家已经基本实现了帮助人们塑造自己的梦境。

## 夜间治疗

根据调查，约80%的梦都涉及一定程度的焦虑感。多数睡眠科学家认为，这些负面情况并非是大脑设计出来恐吓你的，而是帮助你处理日常焦虑与担忧。一些研究人员认为，当负面事件反复发生时，它们便会失去最初影响情绪的效果，因此梦到这些负面事件或许能够缓解创伤。还有人认为，通过在梦里再现过去的事件，能唤起类似的情绪，用以帮助处理当前的问题。

不管其中的原理是什么，所有理论都是推测罢了。在任何一个夜晚，你入睡后最早做的梦往往会与你的忧虑有关。然后，随着夜色渐深，情绪影响会

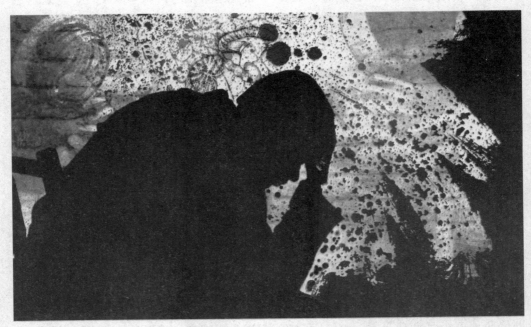

睡眠或可治疗抑郁症，因为抑郁症患者做梦时间较长，频率较高，这或许是睡梦中大脑为解决忧虑快速转动的结果

逐渐减少，睡眠者会做更加平静的梦，醒来时就会有一个好的心情。

在该理论的指导下，人们可以从一个更加有趣且科学的角度分析并治疗抑郁症。睡眠科学家早已知道，那些抑郁症患者做梦时间较长，频率较高，且内容消极，这导致他们醒来时常常会感到悲伤和抑郁。依据夜间治疗理论，这一特殊的梦境模式也许是睡梦中大脑为解决忧虑快速转动的结果。为验证这一推论，芝加哥拉什大学医疗中心的卡特·赖特对那些因离婚而悲伤抑郁的病人的梦境进行了监测。她发现，那些夜晚梦境内容越来越积极的患者更有可能在一年后就恢复健康，而那些夜晚梦境内容越来越消极的患者则更可能继续表现出抑郁症状。

引导睡梦者的梦境，改变梦境内容和情感基调，最终帮助他们摆脱忧虑，这是一个大胆的、令人兴奋的想法。百余年前，伦纳德预测他的"梦想机"可以帮助改变人们的生活——时间会证实他的推测是否正确。

## 月亮操纵梦境

人们总是喜欢把一些怪异的、无法解释的行为与满月联系起来。事实上，"lunatic（疯狂的，精神错乱的）"一词起源于拉丁文，"luna"在拉丁文中的意思就是"月亮"。尽管很少有证据能证明月亮对我们清醒时的行为举止有影响，但月亮的确极有可能会影响我们的睡眠。

2013年，瑞士巴塞尔大学的神经学家尼古拉着手研究月亮操纵梦境这一现象。在试验中，他将脑电图描记器同志愿者的大脑连接起来，然后整晚监测他们的睡眠状况。每次的试验日期都被记录了下来。随后，他依据志愿者的睡眠模式，将这些数据绘制成图表。结果发现，满月时期，人们通常会少睡20分钟，入睡时间也会多花约5分钟，整个夜晚处于深度睡眠期的时间会减少多达30%。

一位女科学家对这一发现极其感兴趣，并着手研究月运周期是否会影响梦境。她从"造梦"计划的数据库中随机选择了几百种梦，并根据梦境的怪异程度将它们分成从"1"（如一个男士走进一家酒吧，静静地喝酒）到"7"（如一匹马走进一家酒吧，突然变成了一个热气球）的7个等级，并依据月运周期将这些等级绘制成图。结果她惊讶地发现，满月时期人们做的梦确实更加离奇。

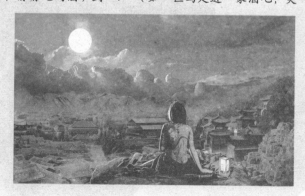

这只是一个初步的结论，而研究者现在的研究重点是：人们看到满月时是否会更加焦虑，或者轻度睡眠状态是否会在一定程度上影响他们的梦境。

（康庆玲）

# 久坐会要了我们的命

科学家在分别比较了每天静坐不少于6小时和不超过3小时的人的死亡率，并综合考虑饮食等因素的影响后，得出惊人结论：前者中女性的死亡率较后者要高37%，男性要高17%。这是为什么？

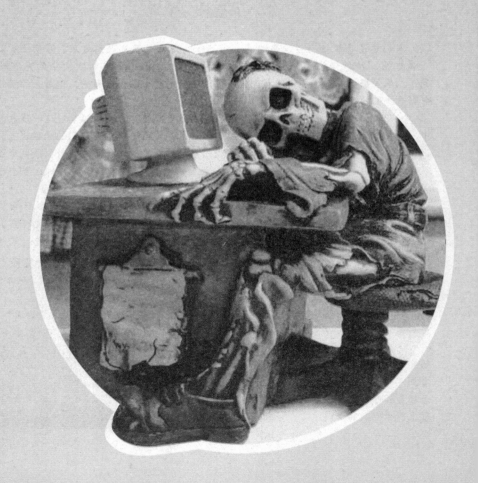

迈克尔·詹森和大卫·邓斯坦都在从事运动研究，他们致力于寻找久坐与早逝之间的相关性。他们一定是发现了什么，以至于现在他们自己每天都要花大量时间用于站立或者行走。

## 不能坐太久

詹森和邓斯坦在进行体重控制方面的研究时发现，有些人虽然过量饮食，也不常去健身房运动，却并不发胖，原因在于他们在过量饮食之后会无意识地起身活动一下，例如从沙发上起身去做些事。这个发现将他们引入了被称作"静态研究"的领域，而他们得出的最终结论是：静止不动（尤其是静坐）对身体极为不利。这听上去是理所当然的，但大多数人并不知道，即使是经常锻炼，也会因久坐而受害。或者说，经常锻炼也并不能保证人们在久坐之后还能保持健康。

2010年，由阿尔法·佩特尔领导的一个美国研究团队对123 000名中年人14年来的健康数据进行分析。在分别比较了每天静坐不少于6小时和不超过3小时的人的死亡率，并综合考虑了饮食等因素的影响后，他们得出了一个惊人结论：在沙发上久坐的女性，死亡率要高37%；在沙发上久坐的男性，死亡率要高17%。至于为什么在两性之间会有如此大的差距，至今尚不清楚。

在另一项研究中，澳大利亚科学家分析了8 800名澳大利亚人看电视的习惯，然后得出结论：25岁以上的成年人，每天每多看一小时电视，其平均寿命就减少22分钟。换句话说，每天看电视6小时的人，平均来说，要比不看电视的人早死5年。

其他的一些研究也得出了类似的结论：久坐的确在人体健康中起着重要且独立的作用。

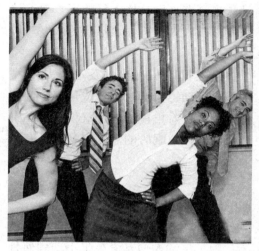

新的研究认为，即使常去健身房锻炼，也不能保证人们在久坐之后还能保持身体健康

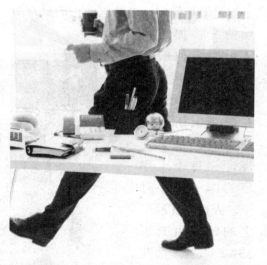

你的身体总会适应你最常做的事情。如果你整天坐在椅子上，你的身体便会更适应坐在椅子上的生活。更严重的问题是，你会变得不适应站立、行走和跑跳，而后面这些才是一个健康的人应有的能力

毫无疑问，无论你在空余时间里做什么，长时间静坐都会危害你的健康。如同一个人不能以一周跑步10千米来弥补一天吸20支烟所带来的危害一样，一场高强度的运动也不能抵消长时间看电视所带来的危害。研究还发现，长时间静坐的人即使每天外出活动45～60分钟，也会有高于其他人群的死亡率。这类人被研究人员称作"活跃的沙发马铃薯"。

当然，除了静坐，还有其他类型的静止不动也会对身体造成危害，例如阅读小说、看电视，或者仅仅是坐在桌前。当然，睡眠时的静止对身体是有益的。

## 病从坐出

为了了解人们喜爱久坐不动到何种程度，邓斯坦为数百名被调查对象配备了加速器和倾斜计以监测他们的日常活动情况。加速器用于测量他们运动的剧烈程度，倾斜计用于计量他们在静坐上所花费的时间。结果发现，在每个工作日的14～15小时中，人们花在静坐上的时间占到了55%～75%，而花在被称为"锻炼"的中等强度运动上

的时间，仅占到5%或以下。他这样评价说："这是一个发人深省的现实。"

一名记者在采访邓斯坦后开始担忧自己的生活方式。他因关节炎而结束了马拉松生涯，但自认为还是一个勤于运动的人。于是，他购买了一个附带加速器的臂环，一个皮肤电导传感器，以及一个热流探测器，以查明自己每分钟的运动幅度。

结果令他感到不安：在一个典型的工作日里，他不运动的时间长达8小时；虽然他每周会跑步25千米，并长时间步行，但仍然会每天花上超过两小时的时间坐着写作。

记者还送了一条臂带给他的朋友，一位女性物理理疗师。她拥有与记者完全不同的活动模式。在一个典型的工作日里，她起床后开车上班，进入办公室后在电脑前待一两分钟，然后就不停地走来走去，因为她要会见病人并且做示范体操。她花费了大量的时间站立或者

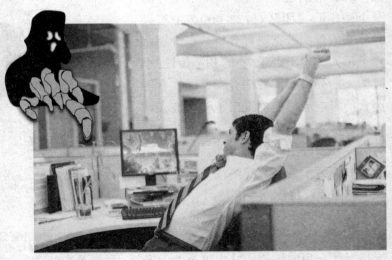

如果你坐在椅子上的时间太多，臀部肌肉群将会"忘记"如何启动。科学家形象地将这种现象称为"臀部健忘症"

行走。下班后，她还要去跑步或者骑马。她也有静坐的时候，但总计每天不超过5个半小时。她不仅静坐时间比记者少，模式也不尽相同。她常常坐下，但坐几分钟就会起身。除非进行锻炼，她的活动从来都不太剧烈。

当记者在电话里向邓斯坦描述这位理疗师的作息规律时，他听到电话那头发出了类似于耸肩的声音。邓斯坦说，许多职业，例如理发师和餐厅服务员，都可以划入这一类型，但这类工作现在日趋减少。过去文职工作人员需要把文件捧到老板所在的地方去，现在他们只需操作一下鼠标就可以完成工作。

但这并不是正确的生活方式。美国科罗拉多大学的人类生理学家奥黛丽·博古南说："从进化的角度看，我们天生就应该是活跃好动的。你的祖父母从来不去健身中心，但他们整天动个不停。"

在博古南的一项研究中，一向好动的志愿者被要求成天待在床上，时间短则一天，长则三个月。结果发现，静止状态的确能引起一系列复杂的代谢改变，其中一些人的症状和肥胖患者或2型糖尿病患者非常相似。研究还发现，不常使用的肌肉不但会萎缩，还会由原来的能够燃烧脂肪的耐力型肌肉纤维，变成更加依赖葡萄糖的快肌纤维。运动量不足还会让肌肉失去线粒体，而线粒体是细胞的动力单元，能燃烧脂肪。最后，没有燃烧掉的脂肪就会堆积起来。博古南说："你的血液会因此含有较多的脂肪量，而这恰恰说明了为什么久坐和心脏病有很大的相关性。此外，脂肪还会在它们本不该堆积的部位，比如在肌肉、肝脏和结肠中堆积起来。"同时，胰岛素抵抗也会发生变化。这种症状与糖尿病病症类似——即使身体仍在制造胰岛素来分解葡萄糖，但葡萄糖还是会在血液中不断堆积。博古南说："这一切来得很快。只需三天时间，胰岛素抵抗的症状就会出现。"

那么，除了辞掉文职工作，转行当护士、理发师或餐馆侍应生，人们怎么做才能避免这些变化呢？当然，首先必须明确的是，锻炼仍然是有益于身体健康的。一小时锻炼带来的好处虽然不能抵消几小时静坐带来的危害，但它给人体带来的益处仍然是显而易见的。那些常常光顾健身房的人，相比于久坐且从不去健身房的人，身体更为健康。专家说，不能否认剧烈运动所带来的种种益处，相反，应该将久坐视为一个需要另行处理的危险因素。

## 座位上的"体育课"

如何解决久坐的问题？做些小动作行不行？记者自己试着做了一些小动作，比如当坐在办公桌前时用脚掌轻叩地面，在座位上摇摆身体。但根据他的臂带上所显示的数据，看不出这些小动作带来的任何效果——在静坐不动时，他每分钟燃烧的热量为1.3卡路里，而在做这些小动作后，仅仅让这一数据上升到了1.4卡路里而已。

专家分析说，小动作的作用同站立或者行走的作用是不同的。在家里闲逛或者在外稍微走动，与小动作相比效

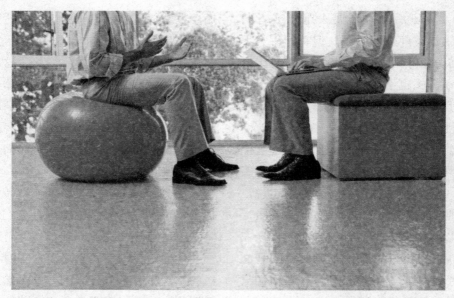

经常伏案工作的人应该怎么办呢？科学家建议：如果你在上班，可以站着打电话，上下楼走路，少坐电梯；如果在家里，可以起身去洗几个碗；如果在看电视，可以在插播广告时起身走动一下。这些都会起到重要的作用

果要好得多。记者的臂带支持了这个说法：当记者起身四处走动时，每分钟燃烧的热量上升到了每分钟3～5卡路里。这还不算是剧烈运动。当记者开始跑动时，每分钟燃烧的热量轻轻松松就超过了12卡路里。

邓斯坦希望通过实验确定哪种作息方式最有益于身体健康。在他于2012年公布的一项研究中，志愿者连续三天造访实验室。第一天他们只被允许看电视；第二天和第三天，他们在看电视之余，还被要求每小时起立三次，并在跑步机上运动两分钟，其中一天的速度较慢，另一天则较快。实验室每天都为志愿者提供配有含糖饮料的午餐。结果发现，短暂运动能让喝下含糖饮料的志愿者的血糖和胰岛素峰值下降约25%。更有趣的是，在跑步机上慢速行走的效果与快速行走是一样的。这些短暂活动之所以有效，在于它们能够完全消耗堆积在血液内的葡萄糖。

下一步，邓斯坦希望能确定一个最佳的活动方式。是选择频繁而短暂的活动方式，还是采用不那么频繁，但时间较长的活动方式？采用附带跑步机的办公桌或者可随意调节高度的工作台，会不会更好？使用这类设备，员工就可以从坐着工作转变为站着或者走动着工作。在家里也是如此。邓斯坦建议，如果你在电脑上工作，你可采用起身去洗几个碗作为一种休息方式。如果你在看电视，最好每20分钟或者每次插播广告时起身走动一下。

佩特尔还特别补充，对于数百万达不到每日推荐锻炼标准的人来说，这或许是个好消息。"需要谨记的是，任何事情做了总比不做好。只需起身走动几步，就会朝着正确的方向大步迈进。"

（龚霖露）

# 虚拟自然疗法

我们一直都知道，亲近自然对健康有益，一些自然疗法甚至能够起到防病治病的作用。但科学家最新研究发现，即使是虚拟的"自然"，对增进健康也有异曲同工之妙。

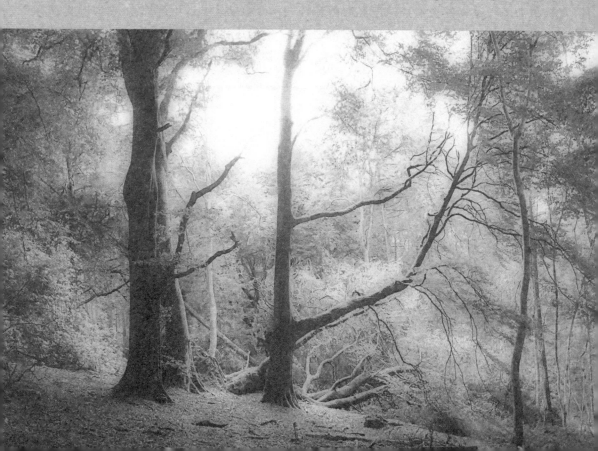

站在文伯里湾的海滩上，让大自然来排解你的身心困扰——这里是英国西南部的一处海湾，海风轻拂树枝，宁静的海岸环境让你血压下降，拍岸的波涛声将你血液中产生压力的荷尔蒙一扫而空，松林中传来的松香味刺激你的免疫系统变得更加强大……

但是，如果你仔细观察就会发现，在这美妙的场景中似乎缺少了什么。原来，这并不是真正的海滩，它只是英国伯明翰内陆地区的一个重症看护病房。据这个"虚拟海滩"的创建者、英国伯明翰大学心理学家兼工程师的罗伯特·斯通称，眼前的海边幻景能够"骗"过患者的身体，起到与真正海滩同样的治疗作用。

经过科学家几十年的研究，像"虚拟海滩"这样的自然疗法已经取得了令人信服的成果（只是这种效果常常因为药物治疗的作用而被人们所忽略）。越来越多的证据表明，可以通过模拟某种自然环境，触发人体的自愈机制，从而达到自然疗法的效果，而不一定需要人们真正进入"绿色"的环境。虽然现在一些相关项目还处在初期研究阶段，但可以期望，它们终有一天能够让我们所有人——从卧床不起的病人，到整天坐在办公桌前的上班族，有机会体验大自然增进健康、治疗疾病的神奇力量。

## 进化形成人与自然的联系

亲近自然有利于身心可以说是老生常谈了，发现自然与身心健康之间的联系，至少可回溯到两千多年前的中国道家学说。但是，直到20世纪，科学家才真正开始重视这方面的研究。

1984年，生物学家威尔逊将荷尔蒙与进化联系起来。他认为，根据"生物本能"，即生命对生物世界的热爱的

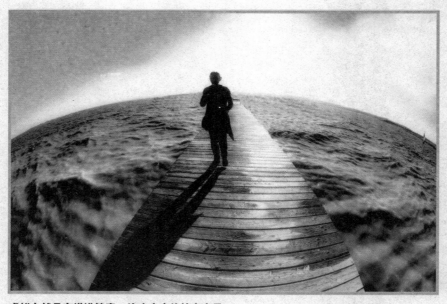

**虚拟自然具有增进健康、治疗疾病的神奇力量**

理论，自然对健康拥有恢复能力，原因在于我们的大脑在自然环境中与自然一起进化，在进化中与自然形成了不可分割的联系，自然而然地，我们对自然环境给予我们的"暗示"就作出了反应。例如，葱绿的树木、清澈的河水代表着大自然中的资源，这就解释了为什么青山绿水总会让人产生心旷神怡的舒畅感觉，为什么人如果经常处于赏心悦目的自然环境中，更有可能触发大脑产生促进身体康复的反应的原因。

大量心理学研究证据也证实，自然疗法有助于消弭一系列病症。例如，让因患有多动症而致注意力不易集中的孩童在专门设定的自然环境中嬉戏游玩20分钟之后，提高他们的注意力的效果相当于一般药物疗效。又比如，在荒野环境中度过几天的志愿者，他们的创造性思维能力明显得到了提高。

自然疗法的效果似乎已经超越了心理学范畴。日本研究人员观察发现，一些进行"森林呼吸"锻炼，即经常在树林中散步的人的健康状况得到了很大的改善。与一直待在城市中的人相比，这些人的心脏脉搏跳动速度放慢，压力荷尔蒙激素皮质醇水平下降，血压明显降低。一系列的心脏和压力测试表明，他们的神经系统、内分泌系统和免疫系统的功能都有所改善。"森林呼吸"通过产生更多免疫细胞，促进免疫功能发挥了更大的作用。

也许有人会问：真的只需走进大自然，做做"森林呼吸"，就能带来健康益处吗？这些健康益处究竟是人们亲近自然的结果，还是早已被无数证据证实了的有益健康的锻炼带来的？1984年的一项研究也许可以给我们以更多的启示。

当时，身为美国特拉华大学教授的罗杰·乌尔里奇发表了一篇论文，给出了

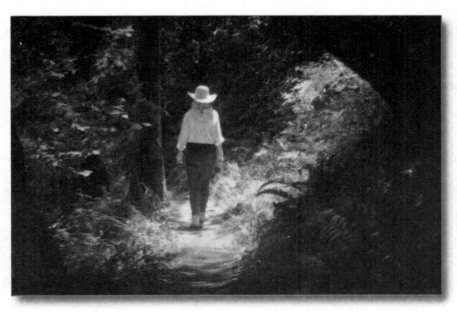

**经常进行"森林呼吸"锻炼的人的健康状况会得到很大的改善**

他对美国宾夕法尼亚州一所郊区医院从20世纪70年代到80年代的胆囊手术患者的术后康复情况进行的调查分析。他指出，与窗户面对砖墙的病房里的患者相比，那些通过窗户可以看到绿化园景病房里的患者较少需要镇痛药物。大多数病人会在术后一周左右康复，而窗户面对绿化园景病房的患者比其他患者平均早一天康复，也较少发生术后并发症。由于这些病人需要卧床休息，所以锻炼因素可以排除在促进康复的原因之外。

## 恍若真实的虚拟环境

乌尔里奇的研究引起了很大的反响，许多地方纷纷将自然景观和园林环境融入医院的建筑结构布局中。那么，虚拟自然能否起到和真实自然环境一样的效果呢？

在英国伯明翰的伊丽莎白女王医院，斯通设计建立了虚拟的文伯利海湾。在此之前，他在看到有关高度真实的虚拟现实能帮助缓解从战场归来士兵罹患的创伤后应激障碍症状的报道后，便对自然疗法产生了兴趣。现在，他有了一个新的想法：为医院特护病房里的卧床病人模拟创造自然环境。

斯通着手进行实验。他在医院病床周围安装等离子显示屏，然后要求实验志愿者操作手里的操纵杆，用一些三维立体图像，按照自己的心意构建方圆5千米范围内的文伯利海湾虚拟景观。由于图像上的树木、草地、岩石和溪流都是现实中真实存在的东西，虚拟的海湾自然景观恍若真实。为了让虚拟现实看起来更加真实，斯通还在设计中模拟了自然环境中的许多微妙情景，比如让虚拟阳光穿过树叶在地上投下斑驳的影

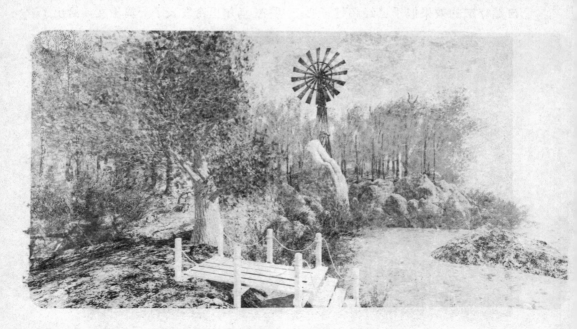

将自然景观的园林融入医院建筑的布局中，能起到让病人尽早康复的效果

子，让虚拟微风轻轻摇曳植物的枝叶，让树木在虚拟流水中映下变幻不定的倒影，让光线随季节变化产生明暗变化，等等。

之后，斯通对他研制开发的虚拟自然系统的镇痛效果进行测试。他给志愿者们配备了可穿戴的无线传感器，用以测量他们的各种生理反应，包括心跳、脑电波、皮肤对电刺激的反应等。

包括斯通的实验在内的大量实验研究成果显示，人工制造的虚拟自然环境确实能给人体健康带来很多益处。2003年，乌尔里奇观察医院候诊室里的献血者发现，与通常播放普通电视节目相比较，在墙上大屏幕显示屏上播放自然景观的那几天里，献血者的血压和心跳频率都更低一些。

2010年，瑞士研究人员发现，对于患有与压力有关疾病的患者，无论是让他们置身于真实自然环境还是虚拟自然环境，他们都得到了明显的疗效，他们的心跳频率和血压都有所降低。

## 大自然的优势无可比拟

2005年，意大利帕多瓦大学的丽塔·伯托在对分别观看自然景观图片和城市景观图片的实验者的认知情况进行比较后发现，在注意力集中测试中，观看自然景观图片者的健康状况有所改善，而只欣赏抽象图片或熙熙攘攘的城市景观图片则不能带来同样的效果。显然，关键在于自然景观。

斯通的研究还发现，除了模拟自然视觉景象，模拟自然的声音也对患者的康复有所助益。例如，模拟自然环境中的一些声音，能让一些依靠呼吸器支持的患者缓解痛苦，平静心情。其他研究者的研究发现，如果让有攻击性行为的阿尔兹海默症患者置身于自然环境的虚拟图景中，并伴以鸟鸣等自然界的声音，他们的症状都得到了改善。2012年，在虚拟文伯利海湾实验中，斯通发现，在志愿者"漫步"在虚拟海滩上时，如果再增加一些波涛声、风声和鸟鸣声，可极大地提高虚拟自然放松身心的效果。目前，斯通正在对之前版本的系统进行改进，将从文伯利海湾提取的真实的声音融合进同步发生的虚拟现实图景中。

除了视觉景象和声音之外，是否还应该有气味的"加盟"呢？一些研究认为，一些气味确实能对人体产生影响。"森林呼吸"的研究人员猜测，志愿者的免疫系统得到提高的原因，可能与松树散发的挥发性有机化合物有关，其中一种叫作萜烯的长链分子能够起到驱除细菌和真菌的作用。

受这些想法的启示，日本研究人员在东京一家旅馆的房间里喷洒松针精油，然后让志愿者在那里睡几个晚上，并对他们进行尿检和血检。结果显示，志愿者细胞中的"天然杀手细胞"（一种免疫细胞）数量有所增加。斯通又有了新的想法，从自然环境中分离出自然的气味，然后用它们进一步完善他的虚拟自然系统。

斯通希望，未来有一天，他的虚拟自然系统可以在许多场合得到预防性应用，特别是在护理中心、监狱和一些特殊的工作场所。

　　如果我们缺少与自然的沟通，就可能有害健康，而虚拟自然能够帮助我们身临其境般地体验真实的自然，从而促进我们的健康。更重要的是，虚拟自然或许还能让我们获得无法在真实自然环境中得到的更多奇妙体验。

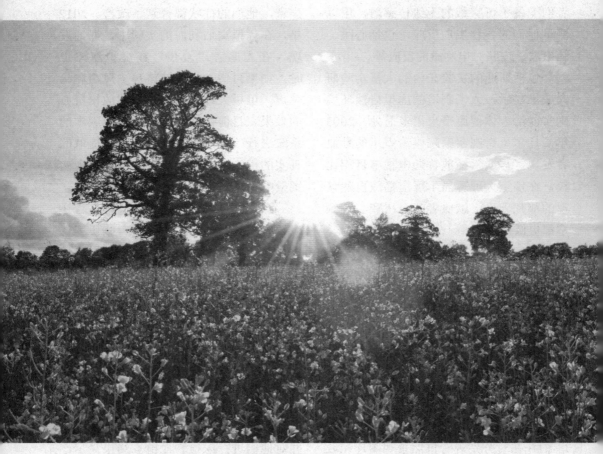

**虚拟自然或许还能让我们获得无法在真实自然环境中得到的更多奇妙体验**

（俞 静）

# CHAOJI LIUGAN

# 超级流感

　　好莱坞大片《传染》于2011年秋季公映，这部以恐怖瘟疫为主题的灾难片一上映就引起公众和科学家不小的关注。那么，该片中描绘的超级流感是否有可能发生？历史上是否爆发过超级流感？超级流感的成因是什么？怎样对付超级流感？

　　与核战争、小行星撞地球和外星人入侵一样，"杀人瘟疫"也是好莱坞一直津津乐道的"末日"话题之一。数十年来，一些西方科幻小说家惯于描绘这样的恐怖情景：一种变异病毒从世界某个阴暗角落冒出，迅速传遍全球，导致文明崩溃，城市被弃，尸体在街头堆积如山，最终生命从地球上消失。

　　好莱坞的一部以恐怖瘟疫为主题的大片《传染》于2011年秋季公映，引起公众和科学家不小的关注。影片的大致剧情是：一名美国女商人前往某国归来后突然发病。随着一种超级流感病毒扩

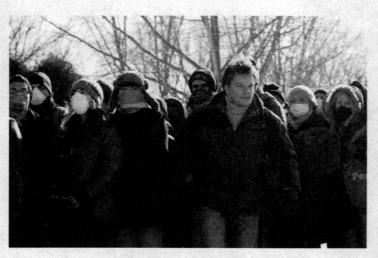

影片《传染》中，男主角竭尽全力保护家人免遭病毒大爆发侵害

散，先有数十人染病死亡，接着是数千人，然后是数百万人。与此同时，科学家竭尽全力破解它的基因密码并研发疫苗。

　　《传染》被认为不同于此前很多耸人听闻、把真相当儿戏的瘟疫大片，因为该片所反映的状况，从科学角度讲，是百分之百有可能发生的。用伦敦大学

病毒学教授、世界流行病权威约翰·奥克斯福德的话来说，《传染》是一部"诚实、出色的电影"。美国哥伦比亚大学流行病学教授兰·里普金博士，在2002—2003年东亚爆发严重急性呼吸系统综合征（简称"萨斯"）期间，与世界卫生组织密切合作，发现了超过400种病毒。作为该片的技术顾问，他能告诉制片人如果出现一种新型致命流感病毒会导致什么样的后果，这有助于确保《传染》一片的"真实性"。

　　首先，《传染》里面有大量洗手的场景。许多人以为咳嗽、打喷嚏是流感病毒传播的主要途径，但专家指出，最大的感染风险其实来自于被感染者触摸过的物体——门把手、楼梯扶手、电梯按钮等，所以勤洗手可能比戴口罩重要得多。

　　其次，是病毒本身的问题。周期性扫荡世界的致命流感通常都是"人畜共患病"，即病毒来源于鸡、野鸟或其他动物，然后在接触人流感病毒时与后者交换基因信息。即便是在一个单一宿主体内，流感病毒也能轻易地变异和交换基因，这意味着没有哪一种疫苗能对付所有病毒株。一种新病毒株冒出后，一般要花好几周甚至好几个月才能研发出可行的疫苗。最近有两次大面积的流感爆发，分别是2009年发源于墨西哥的

H1N1型流感和2005年前后的H5N1型流感（所谓"禽流感"），好在它们都没有变成全球性杀手。以H1N1型流感为例，虽然病毒有高度的传染性，事实上也确实导致数百万人染病，但它的死亡率很低，可能不到1%。H5N1型流感的致死率要高得多，约为50%，但迄今为止这种病毒尚未变异出可以人传人的形式，与病鸟病禽直接接触是染上这种流感的先决条件（不过，虽然禽流感的暴发在2006年达到顶峰后呈回落态势，但联合国最近警告说它可能在全球死灰复燃）。

科学家最担忧的是出现结合了H5N1型流感的毒性和H1N1型流感的传染性的新病毒株，这并非他们杞人忧天，因为这样的"末日病毒株"在90多年前的确出现过——当时一种H1N1病毒株横扫全球，这就是"1918年超级流感"。

# 1918年超级流感

1918年超级流感还有一个别称，叫"西班牙流感"。其实，最初的案例出现在美国本土和欧洲部分地区。在美国，超级流感于1918年1月在堪萨斯州的哈斯克尔县首先被观察到。同年3月4日，一名厨师被报告在该县莱利堡兵营里发病。几天内，这个兵营中有522名男性发病。到3月11日，疫情已传播到纽约市皇后区。8月，一种更致命的病毒株同时出现在法国军港城市布雷斯特、塞拉利昂首都弗里敦和美国马萨诸塞州波士顿。但当时正值"一战"期间，德国、英国和法国为避免降低士气和向敌方暴露因病死亡人数，对有关新闻实施了管制，而同年11月，超级流感传到西班牙，西班牙作为"一战"的中立国，对这类新闻不予审查，西班牙人得以较早认识这种疾病，也就有了"西班牙流感"这个别称。

流感并非战争本身导致的，但士兵密集的营房和大规模的调兵很可能加快了病毒的传播和变异，甚至提升了病毒的致命性。由于营养不良、战争压力和化学武器攻击，士兵的免疫系统弱化，易于感染流感。有历史学家给出一种颇具争议性的说法，即流感病毒在一定程度上帮助了英国和法国，因为病毒率先袭击的是德国和奥匈帝国，它们的发病率和死亡率都高于英、法。这场流感之所以在全球范围内蔓延，一个主要因素就是旅行的增加——现代运输系统让士兵、水手和民间旅行者传播病毒更容易。

1918年超级流感主要分为两波。第一波就像是一般流感，主要侵犯病人和老人，年轻人和健康者很快痊愈。第二波比第一波严重得多。到1918年8月，当第二波疫情开始袭击法国、塞拉利昂和美国时，病毒已经变异成致命得多的形式。这被归因于战争：在平民生活中，温和的毒株更受进化压力的青睐——重病者待在家里，轻病者照常生活，比如上班和购物，这样一来传播的就是弱的病毒株；而在战壕里，进化压力正好相反——携带弱病毒株者留在战壕中继续战斗，重病者则被拥挤的列车运到拥挤的战地医院，从而让致命病毒株扩散。

在第二波疫情中，就算在死亡率低的地区，许多人也因染病而丧失日常生活能力。有些社区关闭了所有的商店，或者要求顾客待在商店外。护士无法照顾病人，殡葬人员无法处理尸体，人们甚至动用蒸汽铲来挖掘万人坑。在许多地方，尸体不入棺就下葬。不过，1918年秋季后，超级流感疫情突然减弱。科学家推测，这是因为病毒很快变异成了不那么致命的病毒株，这种现象在流感病毒中是很常见的：随着时间流逝，流感病毒的致命性易于减弱，带毒生存的宿主会更多。

从1918—1919年，全球因"西班牙流感"死亡人数的确切数字未知。仅在疫情暴发的最初25周内，流感就杀死了多达2 500万人。总死亡人数原来估计的是4 000万～5 000万人，现在估计的是5 000万～1亿人。因死亡人数太多，1918年超级流感被称为"有史以来最大的医学浩劫"。

如此巨量的死亡，是由极高的传染率和极严重的症状导致的。当时一份文件中记述："最惊人的并发症之一是黏膜出血，尤其是鼻子和胃肠出血。耳朵也出血，皮肤上还有瘀斑性出血。"大多数死亡是因为流感引起的一种继发感染——细菌性肺炎，但超级流感病毒自身也可导致大面积出血和肺水肿，从而直接杀人。

普通流感的死亡率只有约1‰，而1918年超级流感导致了感染者中最多达20%的死亡率。据历史学家记载，这场超级流感的最大受害者是孕妇，死亡率高达23%～71%，即使生产后存活下来，很多人也失去了孩子。另一个引人注目的特征是，通常流感对两岁以下的婴儿和70岁以上的老人最为致命，而这场超级流感几乎专杀青壮年，其中99%的死亡都发生在65岁以下人群中，超过半数死者的年龄在20～45岁之间。还有一个奇怪之处是，1918年超级流感在北半球的夏秋季节肆虐范围最广，而一般流感疫情在冬季最严重。

## 破解超级流感之谜

1918年超级流感的发源地在哪里？一些理论认为发源地在亚洲，在美国波士顿附近变异后传到法国布雷斯特、欧洲战场和整个世界；一些理论认为在西班牙、法国布雷斯特或美国堪萨斯。而奥匈帝国档案显示，这场流行病早在1917年就已在奥匈帝国出现，这意味着它有着更早的起源。病毒学专家调查发现，驻扎在法国戴塔普勒的一个英国兵营处于1918年超级流感的漩涡中心，他们认为这里可能是这场恐怖流感的发源地。

这场超级流感的元凶究竟是谁呢？一种假设认为，引起这场流感爆发的病毒株起源于美国堪萨斯州莱利堡军营，那里繁殖家禽、家畜作为肉食，被派往各地的士兵把病毒株传遍了全球。对此，科学界一直存有争议。分析发现，1918年超级流感病毒株的血球凝集素（简称HA）蛋白（存在于病毒囊表面、有助于病毒进入宿主细胞的两种受体蛋白之一），与禽流感病毒株的蛋白

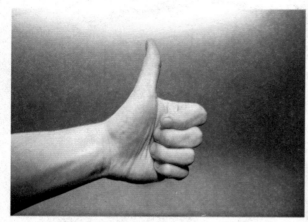

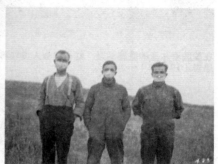

左图：来自美国堪萨斯州莱利堡军营的流感患者接受治疗。当时，1918年超级流感刚开始在全球范围内爆发

下图：加拿大艾伯塔省农民戴面罩防流感（1918年）

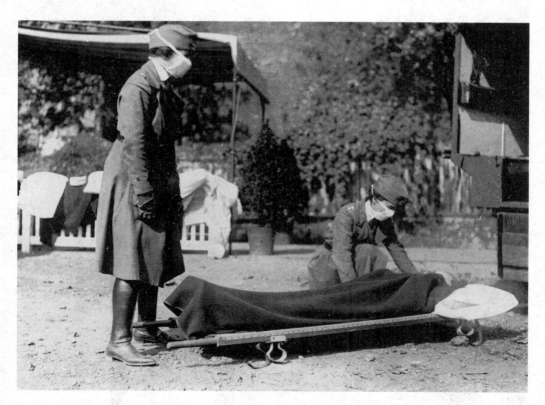

两名美国红十字会护士展示流感治疗方法（1918年）

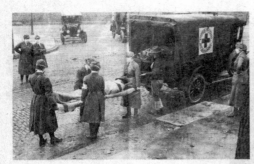

在美国密苏里的圣路易斯，红十字会人员转移流感
患者（1918年）

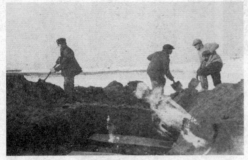

加拿大拉布拉多地区埋葬流感死者
（1918年）

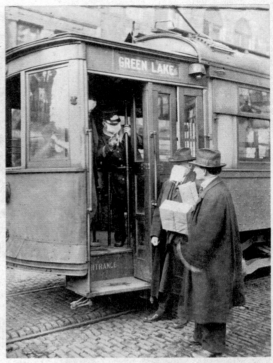

美国西雅图市公共汽车售票员拒绝没戴面具的乘客上车
（1918年）

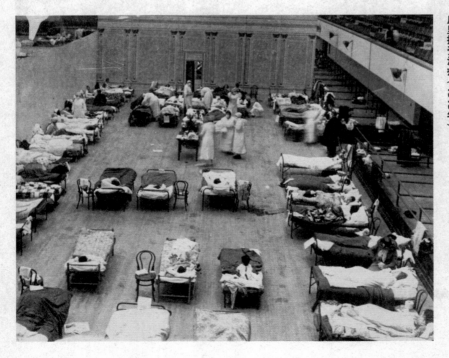

流感患者在美国加州奥克兰市政礼堂中建立的临时病
房里接受治疗（1918年）

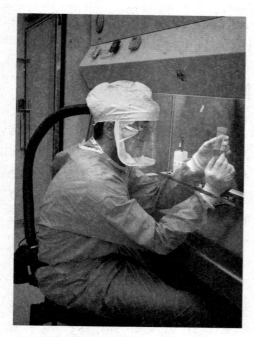

科学家检验重建1918年超级流感病毒样本

质相似，但并非完全相同，科学家据此推测，这种超级病毒要么直接跳转自禽类，然后迅速变异，要么最初来自于一只野鸟，在一个易于感染流感的中间宿主（例如一只家鸡或家畜）身上待了相当长一段时间后传给了人。科学家最终排除了中间宿主的可能，并推测1918年超级流感病毒起源于一种尚未识别的动物流感源，几乎可以肯定是一种鸟，但并非鸭、鹅及岸禽之类的禽鸟。一项最新研究则认为，超级流感病毒可能起源于一种非人类的哺乳动物。

2005年，科学家宣布，他们从埋葬在阿拉斯加永久冻土中的一名1918年超级流感女死者的遗骸上，以及保存的同时期的美国士兵的遗骸上取样，成功测定了导致这场灾难的病毒的基因序列。2007年1月，科学家宣布，他们用重建的1918年超级流感病毒株感染猴子，

## 为什么强者受害

1918年超级流感为什么具有超凡的感染和迅速传遍人群的能力？这个奥秘至今尚未完全破解。科学家发现，一种叫作"NS1"的病毒蛋白看来会通过暂时抑制宿主的免疫系统，增强病毒的致病性，使得病毒能进入人体细胞，复制并传遍身体。科学家运用这种病毒的基因序列来重建其HA蛋白并分析其结构，结果发现这种蛋白与类似的禽流感病毒株相比略有不同，却足以让超级流感病毒能很好地结合在人类细胞上。

不幸的是，1918年超级流感病毒的基因序列不能解释它导致的死亡为什么普遍出现在18～35岁的青壮年身上，传统上这个年龄段的流感死亡率最低。科学家推测，这个病毒的致命性与其基因序列没有多大关系，而与其感染对象的异常免疫反应更相关。科学家认为，在更早的一场流感中感染了一种不同的病毒株，导致青壮年的身体对1918年超级流感病毒产生过度的免疫反应，从而让超级流感病毒复制和感染细胞及组织的速度比正常情况快，这可能就是青壮年更多死于这场流感的原因。

这显然还算不上揭晓谜底。一些科学家怀疑在流感与人体免疫系统之间存在一种独特联系，但这个联系影响的不是人类宿主，而是病毒本身。他们运用数学模型来解释新的流感病毒株的出现。与其他微生物相比，甲型流感病毒有一个古怪的进化模式：它很快就会变异成新的病毒株形式，但接下来几乎所有变异体都很快消亡，从而产生直的进化树，而不是典型的分枝进化树。在一个时期，全球只有一个流感病毒株占优势，但它可能会立即变异，这就是疫苗开发赶不上趟子的原因。

结果猴子出现了1918年超级流感患者的典型症状，而且最终死于"细胞因子风暴"——免疫系统的过度反应。这或许能解释1918年超级流感为什么会重创青壮年和健康人群，因为这些人的较强免疫系统可能产生了更强的过度反应。

2008年9月，在死后89年，1918年超级流感受害者英国约克郡爵士马克·希克斯的遗骸被发掘出来供科学家进行调查。科学家之所以对此人感兴趣，是因为他的遗体是被装在衬铅棺材中下葬的，这可能有助于完整保存超级流感的病毒微粒。包括希克斯在内，全球仅存6个1918年超级流感病毒样本。科学家希望，通过研究这些病毒样本，弄清现代H5N1禽流感病毒的基因结构，研发出对未来超级流感的抵御手段。

2010年6月，科学家宣布，最新研发的疫苗对1918年超级流感的病毒株具有抑制作用。尽管如此，科学家仍未完全破解超级流感病毒的形成之谜，也未找到克制流感病毒的万全之策。

## 假如超级流感再现……

H5N1禽流感病毒过去只发现于禽类动物体内，但最近已跨物种传播给了人，并且已在全球范围内造成了死亡个案，这引发了科学家对下一场超级瘟疫的担忧。回溯过去好几百年历史就会发现，曾经发生过很多次大瘟疫，包括超级流感在内，平均每30年就有一场大范围瘟疫。上一次大瘟疫出现在1968年，距今已有40多年。虽然平均数并不能代表绝对数，但人类不能掉以轻心，毕竟今天有许多超级大农庄，成千上万的动物非常近距离地生活在里面，这就使得病毒的传播（包括跨物种传播，例如由动物传给人）更容易发生。

如果像1918年超级流感病毒那样的大瘟疫出现在今天，会发生什么？从好的方面说，今天我们对病毒的了解已经比那个时候深入得多，也掌握了有助于抑制病毒的技术，如果再次出现超级流感病毒，肯定能研发出疫苗（但要开发出对所有流感都有效的万能疫苗，可能还需要几十年时间）和更好的抗病毒药物，这无疑能拯救许多生命。1918年超级流感爆发期间，许多人都死于继发性的细菌感染，而这些感染今天都可以用抗生素来治疗。

然而，从不好的方面来说，要想对付超级瘟疫，世界的今天比惨遭战争蹂躏的1918年还要糟糕，因为那时很多人的活动范围不超过当地社区，洲际旅行

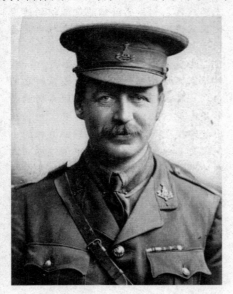

**马克·希克斯爵士（拍摄于大约1918年）。他的遗体是全球仅存的6个1918年超级流感病毒样本之一**

得花几周时间，而今天，任何时候空中都有100万人在飞行，任何传染性流感在36小时内就可到达全球。城市越来越大，数千万人彼此很靠近地住在一个地方，人口密度远比1918年大，病毒的传播速度也肯定会比1918年快。

最致命的是现代社会的复杂性。1918年，大量人口居住在乡下，食物自给自足，人们自己可以维修机械；而今天，我们依赖于复杂的商品供应链和技术，而且很少有人能掌握这些技术。不难想象，如果不采取切实的预防举措，一旦冒出新的超级流感病毒，将会引发怎样的天下大乱：供电站工人、送货司机和加油站管理员要么病倒，要么死掉，于是电灯熄灭，商店被抢空，城市运作戛然而止。

这并非耸人听闻。尽管近年来的流感疫情都没有造成大量死亡，但科学家指出，我们今天之所以还没有看见1918年超级流感回归，只是因为全球任何时候都有大约30 000名医生和科学家在进行着一场大规模的国际性演练——对病毒的观察、测试、交换、基因测序和培养，我们知道我们的敌人并且一直在追踪它们。但是，从遗传学上讲，我们的敌人也了解我们。或许有一天，在某个国家的某个角落，很小很小、眼睛看不到的一团RNA（核糖核酸）会与一只鸡或一只蝙蝠或一个别的什么动物交换基因，其结果就是新的超级病毒。

可以肯定的是，再超级的病毒也不可能造成什么"世界末日"。但是，超级瘟疫的每一次爆发至少会对局部地区造成重创。为了把损失降至最低，警钟长鸣、未雨绸缪肯定是必要的。

## 怎样治疗流感或感冒

流感治疗要么直接针对流感病毒本身，要么旨在缓解症状，与此同时，通过自身免疫系统的工作让身体复原。

两类针对流感病毒的药物分别是神经氨酸酶抑制剂（例如扎那米韦、奥斯他韦——达菲）或病毒M2蛋白抑制剂（例如金刚烷胺和金刚烷乙胺）。在染病后48小时内服用这些药物，就可能减轻症状，也可用这些药来预防流感。然而，新的病毒株对这两类药物都可能产生耐药性。另外，阿比朵儿治疗流感也有效。但请注意，抗病毒药中有些是处方药，不经求医不能擅自服用。此外，中医药治疗流感也有独到之处和不错的疗效。需要特别提醒的是，有流感症状（尤其是发烧）的儿童和青少年应该避免服用阿司匹林，否则有可能导致一种具有潜在致命性的脑病——雷耶氏综合征。

专家建议，感染流感后应该采取的举措是：待在家里；好好休息；大量喝水；戒烟戒酒；可用非处方药减轻症状；感染流感后立即求医，尽量得到最好的治疗；警惕紧急信号。注意"紧急信号"，它是指表明病情加重、需要立即就医的症状，包括：呼吸困难或呼吸急促；胸口或腹部疼痛；眩晕；严重或持续的呕吐；孩子烦躁易怒，睡觉不醒或不予应答，皮肤发蓝，或者看来流感症状已消除，但又以发烧、咳嗽的形式再度出现症状。

# 感冒和流感有什么不同

简单地说，普通感冒或者说感冒没什么大不了的，不会要你的命。但流感不同，它也被称为"严重感冒"。

流感是由一种呼吸道病毒——流感病毒引起的；感冒则是由腺病毒或冠状病毒引起的，这两种病毒有许多亚型，因此感冒无疫苗。虽然有流感疫苗，但没有万能疫苗。

感冒的症状通常是流鼻涕、鼻塞和喉咙痛，流感则会侵染肺部、关节，导致肺炎、呼吸衰竭甚至死亡。流感惯于侵犯小儿的直肠，令儿童腹泻、呕吐。感冒一般只持续一周，流感则可能持续3～4周。不管是流感还是感冒，只要它让你的鼻子难受，都可以首先用盐水把黏液和病毒清洗出去。这样做或许会让你难受，但效果很好。无论感冒还是流感，休息和使用一些药物和食物例如减轻鼻充血药、抗组胺剂、抗炎镇痛药、对乙酰氨基酚以及鸡汤和多喝水，都是必要的。

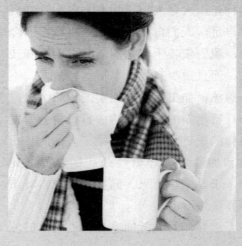

值得注意的是，补充锌已被发现有助于减轻感冒和流感症状并缩短病程，而补充铁则可能加剧病情，这是因为病毒的繁殖需要铁。由于感冒或流感不是由细菌引起的，所以通常无需使用抗生素。但如果发病10天后症状还持续，就得考虑细菌感染的可能性了。事实上，链球菌和嗜血杆菌导致的流感样症状可能会持续较长时间。

预防感冒和流感的方法是一样的：认真洗手；不要共用水杯、用具；不要与打喷嚏者直接接触；避免直接接触发烧者，因为他们有可能传染病毒，他们不发烧且保持24小时后，就不再具有传染性。另外，免疫低下者最好注射流感疫苗。

# 历史上的超级瘟疫

据史料记载，历史上发生过多次伤亡极其惨重的超级瘟疫。其中最早的发生在公元前1650—前1550年的古埃及，疑为黑死病（腺鼠疫）或流感。以下是历史上具有代表性的超级瘟疫举例。

安东尼瘟疫 发生于公元165—180年，由征战近东的罗马帝国军队带回罗马帝国，是天花或麻疹疫情。卒于公元169年的罗马帝国皇帝维鲁斯据信死于这场瘟疫。首波疫情结束9年后爆发第二波疫情，每天最多达2 000人死亡，最终死亡人数据估计为500万人，当时的罗马军队因此毁灭。

黑死病 历史上最为惨痛的瘟疫之一，元凶据信是来源于亚洲的鼠疫杆菌。疫情于1348—1350年在欧洲达到巅峰，最终消灭了30%～60%的欧洲人口。这场瘟疫引发了一系列社会经济动荡，对欧洲历史进程有重要影响。疫情多次反复，直到19世纪才离开欧洲。

首次霍乱瘟疫 从1817年持续到1824年。此前霍乱曾多次跨越印度，但这次爆发走得更远，直到中国和里海之后才退潮。至少造成数千人死亡，其中包括不少英国士兵。这是

19—20世纪横扫欧亚的多次霍乱疫情中的第一次，波及亚洲几乎每个国家。

第五次霍乱瘟疫　始于印度，持续于1881—1896年。1892年，德国汉堡暴发疫情，是欧洲唯一一个主要爆发地，汉堡约8 600人死亡。这是欧洲最后一次霍乱爆发。

俄罗斯流感　发生于1889—1890年。据信由甲型流感病毒的亚型H2N2引发，是有详细史料记载的首次流感瘟疫。疫情从俄罗斯开始，迅速传遍欧洲，1889年12月到达北美洲，1890年2月蔓延到拉美和亚洲，总共造成约100万人死亡。

第六次霍乱瘟疫　发生于1899—1923年。在印度致死80万人，然后在中东、北非、俄罗斯和东欧暴发疫情。最后的爆发于1910—1911年出现在美国，由乘坐汽轮到达纽约市的感染者带来，最终造成11人死亡。

亚洲流感　最初于1957年在东亚爆发，同年传遍全世界。疫情一直持续到1958年。由甲型流感的H2N2病毒株引发，流感疫苗在1957年被研发出来以对抗病毒爆发。据信全球至少有100万人死于该病毒。

香港流感　发生于1968—1969年。在全球范围内致死约100万人。由甲型流感病毒的H3N2病毒株引发，由H2N2病毒株经过抗原转移而来。所谓抗原转移，是指来自不同亚型的基因重组形成一种新病毒的基因过程。

1974年印度天花瘟疫　20世纪最为惨痛的天花疫情之一。1974年1—5月，印度至少15 000人死于天花，成千上万人虽然幸存但毁容或致盲。到1980年，天花被宣布从地球上消失。

艾滋病瘟疫　自1981年首次被发现以来，迄今已造成全球超过2 500万人死亡。艾滋病是有历史记载以来最具毁灭性的瘟疫之一。尽管治疗艾滋病的技术不断进步，艾滋病仍是人类面临的最大敌人之一。

萨斯疫情　是由萨斯冠状病毒引起的人类呼吸道疾病疫情。2002年11月至2003年7月，中国香港特区爆发的萨斯疫情差点变成一场瘟疫，全球范围一共出现病例8 422个，其中916人死亡，病死率高达10.9%。几周时间内，疫情就从中国香港传播到了37个国家和地区。

津巴布韦霍乱瘟疫　始于2008年8月，横扫津巴布韦全境，并且传播至博茨瓦纳、莫桑比克、南非及赞比亚。至2010年1月10日，发病总人数98 741人，死亡4 293人，是非洲过去15年中最致命的霍乱疫情。

海地最新霍乱疫情　始于2010年10月，至2011年3月已造成至少4 672人死亡。

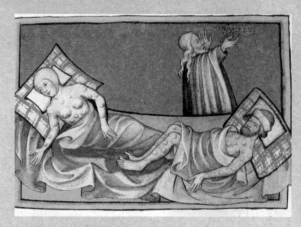

**恐怖的黑死病（插画）**

（吴青　汪琳）

# 埃博拉全解读

　　截至2014年9月10日，非洲西部埃博拉疫情的被报告病例或疑似病例已达4300个，死亡人数超过2900人。埃博拉疫情引起了举世关注，但埃博拉作乱却早已不是头一遭。那么，埃博拉病毒为什么如此凶恶？在极度危险之中，科学家怎样探究这种恶疾？对埃博拉进行全解读，以飨读者。

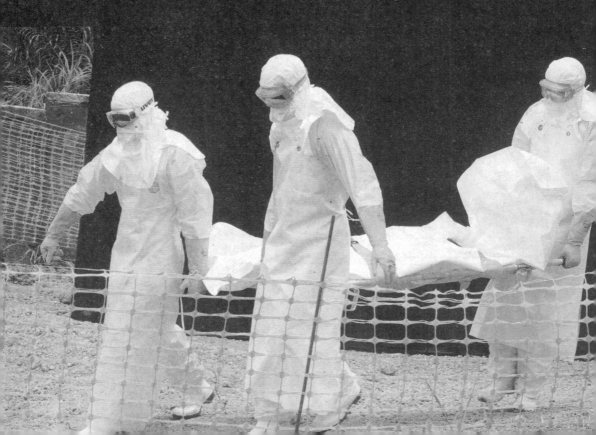

# 追踪埃博拉

2012年，非洲再次暴发埃博拉疫情仅几天后，科学家就紧急赶赴乌干达，试图确定这种致命病毒究竟是怎样从动物传给人的。

2012年8月底的一天，破晓后不久，来自美国亚特兰大疾控中心的五名科学家乘车驶离乌干达中部一家旅馆。15分钟后，车停在了公路边一座被弃砖房前。山间晨雾弥漫，林木苍翠，路旁稻田呈现一片令人赏心悦目的绿油油景象。然而，当前一天科学家来到这里时，当地人已经全跑了。

科学家们穿上蓝色的手术服，戴上防护帽、黑皮手套，穿上橡胶靴，还用呼吸器和面罩覆盖脸部——这种"全副武装"是为了防范蝙蝠粪便。

科学家们开始工作了。他们先用一张很大的网将这座房屋的入口罩住。然后，一名科学家走到屋后，他往瓦楞锡屋顶和金属百叶窗上甩石头。很快，十几只受到惊吓的蝙蝠（其中一些可能感染了埃博拉病毒）从屋内飞向门道，最终落入科学家布下的网中。

科学家们是在埃博拉疫情暴发被证实后的第11天到达这里的，他们带来了13箱生物防护服、手术服、脚趾标签、网、呼吸器及其他装备。他们此行的任务是：查明埃博拉病毒究竟是怎样传染给人类的。他们驻扎在位于乌干达首都坎帕拉以西约200千米的一小块肥沃而未经开发的地区，选择那里的星光旅馆作为实验基地。

抵达后的13天里，科学家们捕捉了住在洞穴、树林和被弃房屋里的好几百只埃塞俄比亚肩章蝙蝠，他们相信这些蝙蝠携带着埃博拉病毒。根据以往对携带另一种致命病原体——马尔堡病毒的埃及果蝠的研究，科学家猜测有

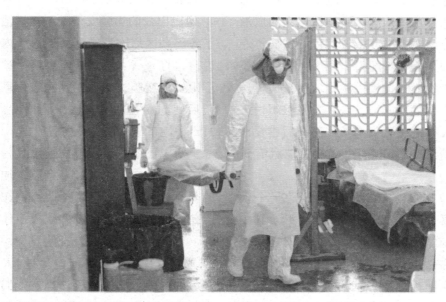

**尽管医生如此全副武装地转移埃博拉病患者，却依然有人感染上了这种邪恶病毒**

2%～5%的肩章蝙蝠是埃博拉病毒的携带者。

埃博拉病毒于1976年在当时的扎伊尔（今天称刚果金）被首次辨认，地点是在刚果河支流的埃博拉地区，病毒由此得名。从得到辨识至今，这种病毒一直令世界胆战心惊而又疑惑不已。埃博拉病至今没有很有效的疗法，而且这种病毒有很强的传染性，其症状则会让患者痛不欲生。

当埃博拉病毒感染人体后，它平均潜伏7～10天，接着以灾难性力量暴发。被感染的细胞开始大量产生细胞因子（被广泛用于细胞间通信的微型蛋白质分子），而这将重创人体免疫系统，打乱肝、肾、呼吸系统、皮肤和血液的正常行为。在极端情况下，患者的身体各处会出现小血块（这一过程被称作弥散性血管内凝血），然后出血。最终，血液充满患者的肠道、消化道和膀胱，并从鼻子、眼睛和嘴巴流出。一周之内死亡就会发生。病毒通过被感染的血液和其他体液传播，患者尸体上的病毒连续多日（具体时间仍不明）保持传染性，与尸体的直接接触是埃博拉病毒传播的主要途径之一。世界卫生组织说，一个人哪怕在感染埃博拉病毒后康复，他的精液在7周时间里仍然可能具有传染性。

1976年，在当时扎伊尔的一个偏远角落，318人感染埃博拉病毒，其中280人在当局尚来不及控制疫情之前就已身亡。19年后，也是在扎伊尔，315人感染同样的致命病毒株，其中254人死亡。而在乌干达，在过去12年中总共

发生了4次埃博拉病毒大暴发，其中最严重的疫情于2000年秋季发生在北部的古鲁镇，超过400人感染了埃博拉病毒中的一种——苏丹埃博拉，其中224人死亡，而这种病毒的致死率大约正是50%。7年后，一种新的埃博拉病毒——邦迪布乔埃博拉杀死了乌干达同名地区的42人。

感染了埃博拉病毒的人通常都只能孤独而又非常痛苦地挣扎求生。患者与病毒之间进行着一场无形的"军备竞赛"：病毒总是想不断地复制自己，人体则想阻止病毒这么干，而大多数时候都是病毒最终占上风。最致命的埃博拉病毒株——扎伊尔埃博拉会攻击包括皮肤在内的每个器官，每10名感染者中会有8～9人死亡。病毒株类型、进入人体的病原体数量、免疫系统的韧性和纯粹的运气，这一切决定着患者的生死。

与往常一样，这一次病毒也是悄悄来袭。2012年6月中旬，一个名叫温妮·姆巴巴兹的年轻女子跌跌撞撞地走进了齐巴勒区尼安斯维嘉村的诊所内。她说自己打寒战、头痛、发高烧。护士给了她抗疟疾药，然后叫她回家休息。两天后她因症状加重再次来到诊所。6月21日，她在诊所住院一夜后死亡。

姆巴巴兹死后，尼安斯维嘉村一个院子里的三户人家共12名亲友参加了她的葬礼。按照乌干达习俗，人们在姆巴巴兹的遗体下葬前哭泣并抚摸遗体。很快，他们中的大多数人开始发烧，其中5人死于7月1—5日之间，另外4人死于之后两周内。幸存者无法理解他们的家人怎么会这么突然地死去，只能相信他

们死于"巫术"。

当地医务人员刚开始时也未想到这是埃博拉病毒在逞威。在非洲，疟疾通常是人们首先想到的病因。如果治疗无效，医生会认为是耐药所致。到7月20日，当地医院的42岁护士克莱尔·姆胡姆莎开始发高烧，而此前她一直在照看得病的姆巴巴兹家族成员。直到这时，乌干达卫生部才决定详查疫情。

几天后，姆胡姆莎的血液样本被送到了乌干达病毒研究院，包括埃博拉病毒在内的各种致命病原体的血液样本通常都在这所被严密封锁的研究院里接受详尽检验。说是研究院，不过是恩德培市维多利亚湖对面草坪上的几幢泥砖建筑而已。这家研究院由洛克菲勒基金

会建立于1936年，当时作为黄热病研究中心，近年来这里也研究包括艾滋病病毒在内的其他多种传染病病毒。在之前的乌干达病毒疫情中，样本都被送到南非和美国亚特兰大疾控中心做检测。从2010年开始，亚特兰大疾控中心在这里开办了埃博拉病毒、马尔堡病毒及其他病毒性出血发烧的诊断实验室。而美国政府之所以出资在这里新增检测中心，实际上更多的是出于对生化恐怖主义的担忧。

在研究所的一间全封闭实验室里（实验室里的空气只有在经过高效过滤后，才能被风扇排出），身穿生物防护服的科学家从容器中转移出姆胡姆莎的血液样本。该样本将接受两种测试，以

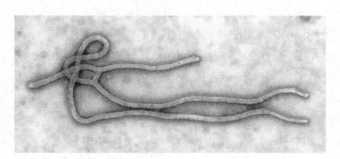
经过着色的电子显微照片揭示了埃博拉病毒的超微形态

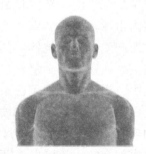
蝙蝠有可能是埃博拉的"病毒库"

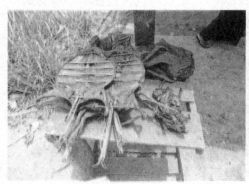
猩猩肉被认为有可能把埃博拉病毒传染给人类

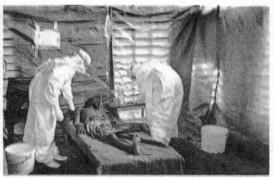
埃博拉疫情被证实后，医生和科学家几天内就到达了疫区

检测是否存在病毒和抗体。每个病毒都有被蛋白质壳体包裹的基因材料。病毒的存活是通过进入细胞、复制自己和感染其他细胞。这个不断重复的过程是病原体存活的关键所在。

在第一个测试中，科学家向血样中添加裂解缓冲液，它会分解病毒，让病毒不再有害。接着，科学家向已经去毒的血样中添加一种荧光示踪酶，后者有助于辨识病毒的核糖核酸链。通过把样本加热后再冷却，科学家就能放大病毒基因材料的一节。他们为一小段基因序列进行多个复制，这有助于观察、研究病毒的基因编码，从而达到识别病毒的目的。最终，姆胡姆莎血样中的病毒被识别为苏丹埃博拉。

第二项检测旨在探查血液中的人体细胞为击败埃博拉病毒（这常常是徒劳的）而产生的特定抗体。几滴加入了一种试剂的血液被滴到塑料盘上的小小加样孔中。当添加一种无色染料后，混合物变成暗蓝色，这是存在埃博拉病毒抗体的明显迹象。2012年7月28日，乌干达卫生部宣布：该国发生两年来第二轮埃博拉病毒暴发。

与此同时，在姆胡姆莎所在医院里，医护人员正在普通病区里救治大约24名病人，其中包括姆胡姆莎刚出生不久的女儿和姆胡姆莎的姐姐，他们都在发高烧，并且出现了多个疑似感染了埃博拉病毒的症状。尽管院方开会力劝医护人员不要恐慌，但当天下午医护人员就跑了，能走动的病员也跑光了。几天后，埃博拉疫情的反应协调人到达这所被人们彻底抛弃的医院，负责处理危机。他找到了逃离的医护人员，采取严密消毒举措避免他们被传染。他们还请求了国际援助。

经过多次埃博拉疫情的考验，乌干达和国际救援队此时已积累了技巧、人力和资源来迅速阻止疫情蔓延。他们为疑似和证实的埃博拉病例建立起了分类检验站和隔离病区，对患者实施包括补液、输氧、静脉营养和抗生素在内的支持治疗，尽量让患者能活到其自身免疫系统能恢复的时间。重症监护为患者提供了更好的治疗条件。

健康部门的快速反应常常能防止疫情失控。以姆胡姆莎所在村子为例，医护人员分头进入该村及周围多个村子，有策略地追踪与发病死亡者有过密切接触的人。那些显示出疑似症状者接受血检，结果阳性者被立即隔离并给予支持治疗。最终一共有407人被确定为疑似和确认病例，他们全部接受21天连续观测。调查人员还查找、辨识了"源头病人"温妮·姆巴巴兹。但是，一个基本奥秘仍未被破解：姆巴巴兹是怎样染病的呢？

2012年率专家团来到乌干达的乔纳森·唐纳，是亚特兰大疾控中心特殊病原体分部病毒宿主生物学处的负责人，擅长并致力于搜寻病毒宿主——偶尔进入人类圈子的病原体被动携带者。唐纳因对马尔堡病毒的调查而成名，马尔堡出血热对患者的致死率最高可达80%。

马尔堡出血热1967年首次出现于德国马尔堡，马尔堡病毒由此得名。当时，工作人员偶然暴露在了一家产业实验室中被感染的非洲绿猴的组织面前，32名感染者中有7人死亡。科学家当初并未把猴子作为主要怀疑对象，因为它们像人一样在感染这种病毒后会很快死亡——病毒要生存，一般不会导致宿主立即死亡，否则宿主不存在了，病毒就没有栖身之地了。事实上，病毒是与宿主物种一起进化的。

从1998年到2000年，一场马尔堡病毒暴发致刚果一座金矿中的128人死亡。7年后，乌干达一座金矿的两名工人死于这种病毒。2008年，一名荷兰游客在造访乌干达一个洞穴后发病，回国后死亡。唐纳等科学家在乌干达金矿中捕捉到了好几百只埃及果蝠，发现它们中有许多都携带大量马尔堡病毒。被这种蝙蝠叮咬、接触它们的粪便或者与被感染的猴子（所谓"增幅宿主"）接触，都可能感染马尔堡病毒。

埃博拉病毒被认为是马尔堡病毒的"姊妹病毒"，因为两者都属于丝状病毒科。生物学家相信，丝状病毒科已经存在了几千年，它们的相似基因结构导致了几乎相同的症状，包括在大多数严重情况下的外部出血。唐纳认为，马尔堡病毒强烈暗示：蝙蝠也是埃博拉的病毒库。

如本文开头所述，在花了一上午捕捉蝙蝠后，科学家们回到了星光旅馆。他们在两间被弃房屋里捉到了50多只蝙蝠，准备在临时性封闭而又隐蔽（为了不打扰其他旅客）的实验室（位于旅馆后院一张防水布下面）里解剖它们。科学家把蝙蝠一只一只地分别放入密封塑料袋里，同时放入强效麻醉药异氟烷。蝙蝠拍打了几下翅膀，然后就一动不动了。让蝙蝠安乐死，只花了大约1分

钟。随后，这些蝙蝠被传递给团队里的其他科学家，他们抽取蝙蝠的血液，测量蝙蝠并为其添加标签，提取蝙蝠器官，把蝙蝠尸体及其他材料放进液氮中，运往亚特兰大疾控中心做检测。

对唐纳等科学家来说，不仅需要找到埃博拉病毒，而且要解释病毒是怎样传给人类的。如果蝙蝠的肾脏热得发烫，那么埃博拉病毒就可能通过尿液传染。如果蝙蝠的唾液腺发烫，那么唾液就可能是传染源。对携带马尔堡病毒的蝙蝠的检测发现，只在蝙蝠的肝脏和脾脏存在病毒，而在这两大身体过滤器中发现病毒并不令人奇怪。

一旦埃塞俄比亚肩章蝙蝠被证实携带埃博拉病毒，就可能促使有关当局采取措施尽可能避免人类与蝙蝠接触，例如用栅板封闭非洲郊区众多被弃和只建了一半、从而成为蝙蝠最佳筑巢繁殖地的房屋。一些人或许会说：杀光蝙蝠岂不更好？但问题是，这样做将毁灭掉一种重要的生态资源。所以，科学家的目标是尽量减少人类与蝙蝠接触。

像唐纳这样的"病毒猎手"并不奢望埃博拉疫苗会很快出现，因为他们知道药物研发过程平均会持续15年，成本高达数十亿美元。欧美制药公司不愿意把钱花在研发对付埃博拉这样的病毒方面，理由很简单——疫情没有在欧美国家发生，而且感染人数"太少"。迄今为止，研发埃博拉病毒疫苗的资金几乎全部都是由美国政府提供的，目的是对抗潜在的生化恐怖主义袭击，这不能不说颇具讽刺意义。美国陆军传染病研究所最近对实验鼠进行了埃博拉疫苗测

试，显示这种病或许有望得到治疗。这方面的小规模人体试验已经展开，也显示出治疗有望。但仅仅是有望而已，真正有效的疫苗预计多年后才能成功。

2012年8月底，一名美国记者来到姆胡姆莎所在医院。在医院门前，他被要求把鞋子放进消毒液中泡一下。医院行政楼墙上的海报和病房里的海报上列举了埃博拉病的各种症状，同时告诫人们不要吃猴子肉，要用能抗感染的专用聚乙烯尸袋包裹遇难者尸体并下葬。在被橘色塑料栅栏隔开的医院后院，埃博拉患者接受经过全面防护的医护人员的治疗。这名美国记者描述说，这些医护人员就像是穿上了宇航服。

在隔离病区内，记者见到了当时该院收治的仅有的两名女性埃博拉患者，她们正在挣扎求生。其中之一是姆胡姆莎的朋友，在姆胡姆莎于7月20日去世后，她一直负责照顾姆胡姆莎的小女儿。8月1日，这名女婴死亡。8月3日，这名女性也病倒了。当记者见到她时，她已经陷入昏迷，医生估计已回天无力。第二天下午当记者返回医院时，这名妇女已经去世。医生说，她死前下肢已失去所有知觉，耳朵开始流脓，她是在昏迷当中去世的。好消息是，上述两名妇女中的另一位（她也是医护人员）的状况已明显好转，医生相信她能恢复健康。

2012年乌干达的埃博拉疫情中，在24人被确认患病以及17人死亡后，病

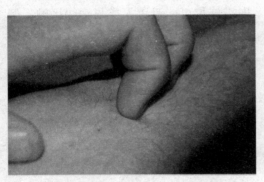

这名妇女曾被怀疑感染埃博拉病毒而被隔离在一所医院里

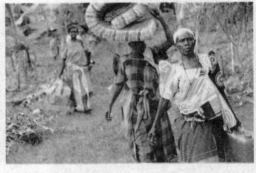

埃博拉疫情爆发被证实后，人们开始逃离疫区

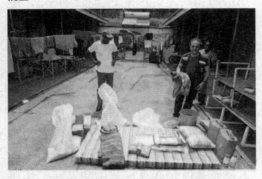

世界卫生组织为被检测出埃博拉病阴性而出院的人们准备家什

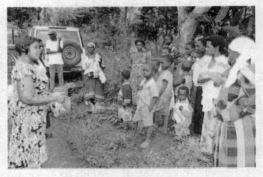

世界卫生组织承认埃博拉传播尚难控制

毒像往常一样似乎又自生自灭了。至当年8月3日，连续21天没有新疫情传出，亚特兰大疾控中心准备宣布乌干达埃博拉疫情结束。然而，到9月中旬，刚果暴发埃博拉疫情，至少30人死亡，超过100人受监控。

在造访那家医院后，记者随乌干达卫生部人员又造访了一名姆巴巴兹家族幸存者。埃博拉病死者的健康家属失去了工作，被周围的人"敬而远之"，他们被村民们禁止从公共水泵取水，更被要求搬离村庄，还被以"埃博拉"这个名字称呼。

记者一行来到了姆巴巴兹家族的院子前。一名60多岁的又瘦又憔悴的妇人从棚屋里出来迎接他们。她是已经去世的家族长老的遗孀，她的丈夫死在7月末。她家13人当中包括她自己在内有5人幸存。虽然这位老妇人并未直接表露情绪，但她显然对这突如其来的灾难又惊又吓。她说，疫情暴发被证实后，一些人穿着防护服来到她家院子，给每个地方都喷洒了消毒剂。尽管人们对她再三解释，但她一直不相信家里人是被病毒夺命的，她想要知道：为什么一些人被害死了，另一些人却被饶恕？在她看来，只有"巫术"才可能做到。

## 揭秘埃博拉

埃博拉是什么样的疾病？为什么处置埃博拉必须穿"宇航服"？埃博拉病毒平素藏身何处……科学家为我们揭开埃博拉的神秘面纱。

1976年，当一个名叫马巴洛的患者因为发高烧而求治时，医护人员以为他得了疟疾。他住在当时称扎伊尔、今天称刚果金的非洲国家，那里的疟疾感染率之高是出了名的。当时一名护士在给他注射奎宁后就打发他回家了。因为医疗物资匮乏，她事后又拿为马巴洛注射用的针头治疗了其他多名患者。

不到一个月后，马巴洛死了。按照当地习俗，他的女性亲友为他举行了仪式性葬礼，包括不戴手套地从尸体内抠出所有食物和废物。过了几周，参与这场葬礼的亲友中有18人死亡。在那所使用不洁针头的诊所式医院里，则满是和马巴洛症状相似的患者。

医生和科学家在检测这场疫情以及

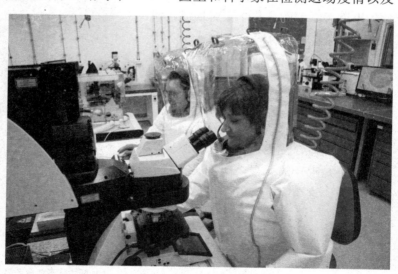

身穿生物安全等级四防护服的科学家在与埃博拉病毒打交道

同时发生在苏丹的类似疫情后，立即意识到他们正在应对的是一种前所未见的病原体——埃博拉病毒。最终，扎伊尔358名埃博拉病毒感染者中有多达91%的人死亡，苏丹284名感染者中的死亡率也高达53%。

自1976年以来，埃博拉疫情已暴发超过20次，其中大多数出现在非洲。埃博拉疫情不仅没有显示出停滞迹象，而且不断恶化——始于2013年年底的新一轮埃博拉疫情目前已经从非洲中部蔓延到非洲西部的遥远地带。埃博拉病之恐怖不仅在于死亡率很高，而且在于病毒杀戮速度很快——患者出现症状后6天内就可能死亡，还在于这些症状让人痛苦不堪——全身发疹子、高烧、便血、呕吐和大面积体内体外出血等。

最糟糕的还不止于此。在发现这个恶魔数十年后，科学家依然对它了解不多。虽然他们已开始明白埃博拉病毒是怎样传播的、它可能源自哪里以及怎样预防它，但在征服埃博拉方面，他们依然任重道远。下面是科学家对埃博拉病毒及其转播途径等的解读。

## 线状病毒团伙

埃博拉病毒是一种伪装成线虫模样、无视生命、侵犯人体细胞的魔兽，但它并不是唯一的恶棍，而是属于一个病毒家族。这个家族有五个成员和一个近亲——马尔堡病毒。

不过，除非你居住在非洲中部和西部，不然的话你不大可能会遭遇线状病毒。埃博拉病毒株当中有四种起源于非

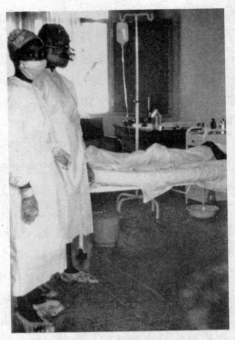

这幅摄于1976年的照片显示了两位站在一名女性埃博拉病患者前方的护士。由于严重的内出血，这名患者几天后就去世了

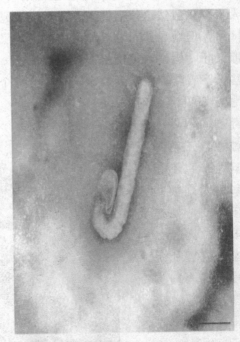

埃博拉病毒形状奇特，呈分枝状或盘绕状。图为埃博拉病毒的电子显微照片

洲中部和西部,分别是对人类致命的扎伊尔病毒株和苏丹病毒株,以及现身次数不多的邦迪布乔和泰林病毒株(也称象牙海岸病毒株)。第五种病毒株——雷斯顿源自菲律宾,但它竟然传播到了美国,好在它对人来说不致命。

与任何家族一样,线状病毒家族成员之间也长得很像。但这些病毒的直径只有一根人头发丝的大约1/6。线状病毒的形状常被描述为"弯钩"。与人类从DNA(脱氧核糖核酸)中得到基因材料不同,线状病毒从RNA(核糖核酸)中得到基因材料。后者基因信息的复杂性也不是那么恐怖。人类DNA上有30亿对碱基,而组成线状病毒RNA的分子数只有大约19 000个。顺便提一句,线状病毒成员之间最大的相似性在于:它们杀戮受害者的方式没什么不同。

马尔堡病毒是埃博拉病毒的不那么太常见的近亲,也是第一种被发现,而且可能同样致命的线状病毒。虽然马尔堡病毒也被认为源自非洲,但它在欧洲和非洲都杀死了人。1967年,一批非洲绿猴被运到德国一家实验室用于天花研究,在此过程中32名德国人感染了马尔堡病毒,其中约1/4的人最终死亡。

## 埃博拉症状

在好莱坞恐怖大片《瘟疫大暴发》中,病毒让患者七窍出血不止。不过,埃博拉病的实际症状通常没有那么吓人。当埃博拉病毒进入人体后,它会看似无害地游荡2～21天(通常情况是4～10天),直到症状出现。首先是发烧,打寒战,头痛,肌痛和关节痛,还有倦怠。即便到这时,埃博拉病经常还被误认为是其他疾病(除非已知疫情暴发)。再考虑到最常见的埃博拉疫情发生地是非洲,所以医护人员对埃博拉病的最初检测结论常常是疟疾。

但接下来,埃博拉病情会急转直下。患者开始出现血便、严重喉痛、黄疸、呕吐和丧失食欲。这些症状出现5天后,大约半数的患者会在躯干和肩部出现疹子。再往后,症状会变得确实可怕。虽然大面积出血对埃博拉患者来说并不常见,但出血的确是埃博拉感染的主要症状之一。患者的血液开始凝结,这会很快耗尽负责处置血凝的蛋白质供应。这意味着,当身体其余组织受到损害时,由于得不到这些蛋白质来完成凝血工作,将造成失控性出血。这种出血会出现在大约一半的患者身上,出血位置主要是体内,尤其是胃肠道。(需要指出的是,虽然埃博拉病是已知最致命的出血热,但它并非最常见的出血热。还有为数不多的其他出血热存在,其中包括更臭名昭著的登革热和黄热。这些出血热大多出现在非洲和南美洲,病毒携带者包括虱子、蚊子和啮齿类。它们的致死率从1%～70%都有。)

对其许多患者来说,所有这些创伤很快就会累积成一个很不好的结果。在致命案例中,死亡发生在症状出现后6～16天。死亡通常并非是出血使然,而是多个器官衰竭或休克的结果。埃博拉病毒作用过程不算漫长,但在此期间会给受害者造成大量痛苦。由于可得的埃博拉疗法不多(后面会讲到这方面问题），防御这种恶疾的最佳方法就是：远离它。

## 埃博拉暴发

尽管不少人对埃博拉谈虎色变，但相对于其他一些恶疾而言，这种疾病的实际致死人数并不算多。迄今为止，在已经发生的20多次埃博拉疫情暴发中，大约总共有3 500人感染病例，其中死亡人数已超过1 900人（最新一次暴发仍未结束）。

正如上面所提到的，埃博拉家族有五个病毒株类型。其中最致命的是扎伊尔病毒株（致死率为60%～90%）和苏丹病毒株（致死率为40%～70%），它们也是大多数疫情暴发中的主角。在它们于1976年双双首次现身后，它们又一起沉寂了一段时间。而当它们卷土重来时，其淫威更甚。自20世纪90年代中期起，这两种病毒株每隔几年就重创非洲一次。这些暴发中的大多数都限于很靠近赤道的中部非洲国家，例如刚果金、加蓬和乌干达。但在2014年3月，扎伊尔病毒株首次在西部非洲国家几内亚暴发。科学家猜测，如果埃博拉病毒的确与蝙蝠有关，那么气候变暖可能引起了这些蝙蝠的迁徙模式改变，从而导致埃博拉病毒扩散到非洲中部以外。

另外两类埃博拉病毒株——象牙海岸病毒株和邦迪布乔病毒株迄今为止只被观察到三次，它们的致死率相对低。第五类病毒株——雷斯顿病毒株看来只对非人类的灵长类致命。不过，虽然它不会感染人类，却以另一种方式让人不寒而栗。

## 埃博拉怎样作乱

每种埃博拉病毒株的运作方式都很相似，事实上，它们以标准的病毒手法作乱：潜伏在宿主身上，伺机感染"路过"的脆弱细胞。尽管科学界还不了解埃博拉病毒在人体内的所有运作情况，却已经知道了有关这种病毒的一些细节：

●埃博拉病毒与导致麻疹和流行性腮腺炎的病毒——副粘病毒家族最具相关性。

●存储在RNA中的基因信息只为7种蛋白质（细胞中负责完成机体大部分工作的分子）解码，而人类的这一蛋白质数字为20 000种。

●这些蛋白质中的一种——糖蛋白，被怀疑是埃博拉病毒超级杀伤力来源。糖蛋白的一个版本与宿主细胞结合，于是病毒能够进入并复制；另一个版本被从受感染细胞释放，还可能在压制免疫系统方面起了作用。

●埃博拉病毒的攻击性一点也不"偏袒"——它会感染人体内很多种细胞类型，但起初它主要侵犯与免疫系统有关的细胞——单核细胞、巨噬细胞和树突细胞。在早期感染阶段后，它通过血液游动到淋巴结、脾脏和肝脏。

●正如其他病毒一样，一旦埃博拉病毒感染人体细胞，它就会触发一大堆不同类型化学物质的释放，从而造成一系列可怕的相关症状（这方面的更多情况稍后还会有描述）。

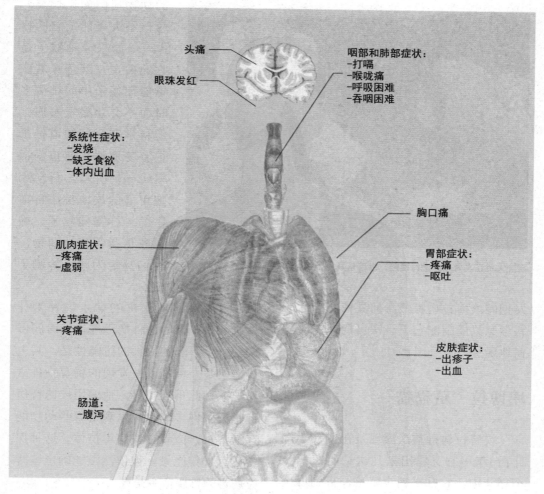

头痛

眼珠发红

咽部和肺部症状：
-打嗝
-喉咙痛
-呼吸困难
-吞咽困难

系统性症状：
-发烧
-缺乏食欲
-体内出血

胸口痛

肌肉症状：
-疼痛
-虚弱

胃部症状：
-疼痛
-呕吐

关节症状：
-疼痛

皮肤症状：
-出疹子
-出血

肠道：
-腹泻

**埃博拉病症状示意图**

# 在地球上穿"宇航服"

　　随着对埃博拉病毒在人体内运作情况的更多了解，科学家已经开始研发治疗这种恶疾的药物和疫苗。但这说起来容易做起来难。对科学家来说，研究这种风险极高的病毒颇具挑战性。

　　为了认识像埃博拉这样的恶疾，科学家已经建立起一个致力于研究致病微生物的体系。在这个体系中，这些致病微生物被按照四个生物安全等级划分，

其中等级一最不令人害怕，等级四则最可怕——可能引起致命致病，还可能经由空气传播。而埃博拉病毒就属于等级四。为了应对这种病毒，科学家必须穿着宇航服等级的防护服、戴着呼吸器并接受消毒处理后，才能进入和离开安全等级四的实验室。目前，即便在整个美国也仅有十来个这样的实验室。

　　研究埃博拉的另一个难度是，除非出现下一场疫情暴发，否则科学家无从知道怎样去寻找埃博拉病毒。疫情未暴

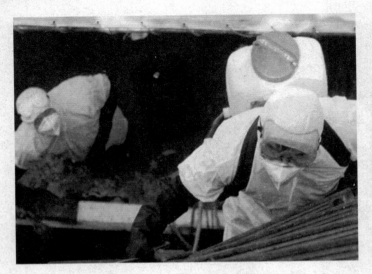

研究人员正在对船只进行检疫，以确认其是否携带埃博拉病毒

发期间埃博拉病毒藏身何处依然成谜，科学家只能猜测它下一次可能会在何时何地现身。

## 埃博拉"藏猫猫"

埃博拉病毒首次浮现是在1976年，此后3年中它又冒出来几次，而在下一个15年中，它几乎销声匿迹，直到再次现身。也就是说这种病毒从没有真的消失过，它一定是藏匿在了什么地方。那它究竟藏身何处呢？在它的每次暴发之间它又是怎样继续隐匿的呢？这些至今都是未解之谜。

科学家已经知道的是：埃博拉病是一种典型的动物传染病，意思是说它天然发生于动物身上，但能够传染给人类。这意味着埃博拉病毒可能有一种动物宿主，而这个宿主把病毒传播给了人。但有一点颇让人费解：由于埃博拉病毒长时间沉默，感染它并且发病的动物（例如灵长类）应该不大可能是它的宿主——如果一种猴子是它的宿主，就意味着病毒能在猴子中间徘徊多时而不会让猴子发病，但科学家已经知道猴子很容易遭遇埃博拉病毒侵害——所以，科学家把可能的埃博拉病毒宿主的目标指向蚊子、蝙蝠和鸟类等其他动物，他们甚至为此还检测了植物。

找到埃博拉病毒的宿主物种为什么这么难？因为这种病毒能很长时间潜伏。所以，一种很大的可能性是，其主要宿主是一种难以被发现的稀有物种。科学家为此不断找寻，他们用埃博拉病毒感染了许多动物，以观察哪些动物能存活下来，或者寻找病毒抗体。这种探索已有10年光景，但依然没能确定埃博拉病毒的首要宿主是谁。

最近的测试表明蝙蝠最有可能是埃博拉病毒的宿主，但科学家依然不清楚这种病毒究竟是怎样由蝙蝠传播给人和非人类的灵长类的。科学家只知道，一些非洲果蝠能支持埃博拉病毒在它们体内复制而不让它们自己发病，并且蝙蝠在过往的埃博拉疫情中一直与索引病例（一场疫情暴发中第一个被感染的人）有关。

## 埃博拉走出非洲

前面说，雷斯顿病毒株是第五类埃博拉病毒株。你可能已经注意到，"雷斯顿"不像是非洲地名。事实上，它是美国华盛顿特区郊外一个小镇的名字。1989年，这个原本平静的小镇因为一个灵长类研究设施发生埃博拉疫情而陷入恐慌。该设施的工作人员被彻底筛查埃博拉病症状和病毒迹象，谢天谢地——这种埃博拉病毒株被证明不会感染人类。

1989年秋季，来自菲律宾的100只"食蟹猴"被运抵美国弗吉尼亚州雷斯顿隶属于海泽顿研究所的一个动物检疫站。随后几个月里，这些猴子中的1/3死了。为了遏制这种被科学家确定为埃博拉新病毒株的病毒，该研究所为余下的猴子全部实施了安乐死。在次年1月抵达的一批猴子中也出现了相同的结果。不过，这一次有多人暴露在了病毒面前，其中包括一名不慎被刀割伤的技术人员。科学家在检测这些感染者之后得知，不仅这些人的确感染了病毒，而且人体很容易地出现了抗体来有效遏制这种埃博拉病毒株。也就是说，即便感染了这种病毒，人体也不会出现任何症状。

## 埃博拉的传播

由于科学家尚不清楚埃博拉病毒在大多数时间里的藏匿处，所以他们也就难以知道索引病例是怎样被感染的。在既往的埃博拉疫情暴发中，索引病例基本上都未知，但依然有一些索引病例被辨认出现在有蝙蝠出没的地方，或者出现在受害人与死亡动物接触过的情况下。

除了有关首个人感染病例怎样发生的细节还不清楚之外，科学家已经知道埃博拉病毒的其他传播途径。人传人是因为密切接触患者血液、分泌物或组织，病毒经由黏膜表面或皮肤裂口传染给新感染者。此外，大猩猩、黑猩猩和小羚羊（一种羚羊）等其他动物也可能把病毒传染给人。所以，为了避开埃博拉病毒，请千万不要随意吃动物，也不要在缺乏严密防护的条件下解剖这些动物。

值得庆幸的是，还没有发现过埃博拉病毒经过空气传播的病例。在弗吉尼亚州雷斯顿的埃博拉暴发中，病毒能通过空气传染给猴子，但这种传播途径未被发现出现在人类身上。共用针头被发现是埃博拉病毒最容易的传播方式之一，好在这种现象已经基本绝迹。

取决于病毒传播途径，埃博拉病毒对感染者的影响也不同。例如，对于经由针头感染的埃博拉病毒传染者来说，病毒潜伏期是3～6天；对经由接触暴露而被感染的人来说，潜伏期是5～9天。在1976年首次埃博拉疫情暴发中，所有经由针头感染者最终都未逃过一死，而经由接触被感染者中有20%的人最终幸存。

## 避开埃博拉

最危险的埃博拉病毒株基本上只发现于非洲中部和西部。因此，为了确保你的安全，最好的办法是不要冒险频繁进入这些地区。如果你不得不前往这些地方，避免遭遇埃博拉病毒的最佳办法是：不要前往森林或洞穴。蝙蝠被怀疑是埃博拉病毒的主要宿主，所以请你千万要远离蝙蝠的出没地点。还请你尽量不要与死亡的动物接触，包括不要打猎，不要解剖，不要通过剥制术制作标本，不要吃野生动物肉（尤其是猴子肉和人猿肉）。做到上述几点，有助于你不会成为疫情暴发中的索引病例。为了避免你成为疫情暴发中的次级病例，一定要使用手套、护目镜等保护性装备，还请一定要避开任何埃博拉病死者的葬礼。

除了这些保护性举措之外，其他就没有太多能做的了。一些观测表明，在雨季结束和旱季开始时，人猿的埃博拉病感染率及死亡率都更高。科学家推测，季节交替会对聚拢来寻找食物，或因此而变得更具攻击性的动物种群造成压力。因此，如果埃博拉病毒的宿主真的是一种动物，你最好不要在季节交替期开启非洲狩猎之旅，尤其是洞穴附近的狩猎之旅。

## 埃博拉的检测、治疗和预防

埃博拉病的检测有点棘手。其早期症状经常容易与其他疾病混淆，而到了被确诊时，可能为时已晚。要想对埃博拉病作出最准确的检测，所需的专业设备很难被带到病毒最常见的那些偏远地区。这些测试（例如酶联免疫吸附试验）通常旨在寻找埃博拉病毒的抗体，而不是直接寻找病毒本身。

除了把检测设备带到遥远非洲乡村的困难之外，这

些测试的难点还在于线状病毒的一个重要特点是：它们会抑制人体免疫系统。所以，即便某个人感染了埃博拉病毒，病毒也可能把他的免疫系统压制到足够的程度，以至于他不能出现任何针对埃博拉病毒的抗体。另一种强有力的测试是聚合酶链反应，它能直接识别病毒。然而，不仅这种检测设备难以被带至现场，而且它也很容易被污染，而在一场疫情暴发过程中，很难找到不被污染的现场。

不过，到了这个时候，就算患者已被确诊感染了埃博拉病毒，也没有多少可挽回的余地了。已经有一些可阻止病毒复制的疗法，但它们的效果都不太好，也不能立竿见影。科学家指出，在容易出现埃博拉疫情的地区，预防疫情的最好办法就是训练医护人员和社区成员怎样预防感染。

你可能会问：为什么要等到疫情出现时才采取措施对抗埃博拉病呢？难

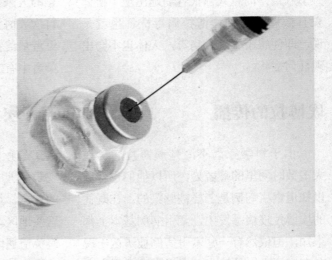

**埃博拉病毒有效疫苗的成功研发尚待时日**

道不能接种疫苗？问得很好。因为埃博拉病罹难者人数相对于其他疾病来说太少，埃博拉疫情常常又发生在那些最难以开展疫苗接种的世界最偏远地区，所以医药大亨们不太愿意资助埃博拉疫苗的研发。不过，由于担忧埃博拉病毒对人猿造成威胁，以及埃博拉病毒可能被用于恐怖分子的生物袭击手段，科学家正忙于埃博拉疫苗的研发。迄今为止，科学家已经发现了一些显示出一定潜力的埃博拉疫苗，但真正有效、安全的疫苗的研发还需要一段比较长的时间。

## 人类历史上最骇人的十大病毒

人类文明的发展进程不断遭受传染病的困扰，从某种意义上说，人类文明史就是一部人类与传染病做斗争的历史。在这些传染病中，最可怕的是由病毒引发的传染病——病毒个体小，基因少，变化快，传播速度非常快。以下介绍人类历史上最骇人的十大病毒。

### 埃博拉病毒

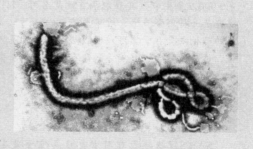

埃博拉病毒可引发急性传染病——埃博拉出血热，可通过身体接触传染，是现存的毒性最大的病毒，导致患者病死率高达50%～90%。目前还没有有效抵御这种病毒的疫苗和药物。埃博拉病毒以极其恐怖的传播方式和速度像幽灵一样在非洲游荡，从1976年至2012年爆发超过20次。2014年，埃博拉病毒再次在非洲大爆发，其感染和死亡人数已经超过以往任何一次，而且疫情还在继续蔓延，并无任何被控制的迹象。

### 艾滋病毒

艾滋病毒可引发艾滋病。艾滋病毒把人体免疫系统中最重要的T淋巴细胞作为主要攻击目标，大量破坏该细胞，使人体丧失免疫功能，导致人体易于感染各种疾病，并可发生恶性肿瘤，病死率较高。艾滋病毒在人体内的潜伏期平均为8～9年，患者在出现艾滋病症状以前可以没有任何症状地生活和工作多年。目前还没有能够治愈艾滋病的药物，已经研制出的一些药物只能在某种程度上缓解艾滋病病人的症状和延长患者的生命。

### 狂犬病毒

狂犬病毒会引发狂犬病，这是主要由狂犬病毒通过动物传播给人的一种严重的急性传染病。狂犬病毒会导致动物的急性脑炎和周围神经炎症，发病后死亡率高达100%。没有接受疫苗免疫的感染者，当神经症状出现后几乎必然死亡。其死亡原因通常是由于中枢神经（脑-脊髓）被病毒破坏，患者最终死于因自主神经系统受损而导致的脏器衰竭、呼吸衰竭。传染源主要为狗，其次为猫、狼等。狂犬病可以通过注射疫苗进行预防，如果不小心被犬、猫、狼等动物咬伤、抓伤，破损皮肤或黏膜被动物舔过，都必须注射疫苗。

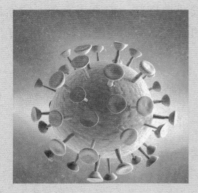

### 天花病毒

天花病毒会引发烈性传染病天花，这是到目前为止在世界范围被人类消灭的唯一的传染病。感染天花病毒的患者在痊愈后脸上会留有麻子，"天花"由此得名。天花是人类历史上发病率最高、死亡者最多的传染病。在16—18世纪，每年死于天花的人数，欧洲约为50万人，亚洲约为80万人，而在整个18世纪，欧洲人死于天花的总数约在1.5亿人以上。19—20世纪初，天花依然横行无忌，这种状况一直持续到20世纪下半叶。

### 甲型流感病毒

流感病毒分为三个型别，即甲型、乙型和丙型。其中甲型流感病毒是我们较为熟悉的一种，也是最危险的一种。历史上最骇人的一场流感发生于1918年，这场全球性流感夺走了5 000万条生命，其罪魁祸首就是名为"H1N1"的甲型流感病毒。令人闻之色变的禽流感也是一种甲型流感，近年来流行的H5N1、H7N9都是对人类危害较大的禽流感。甲型流感的可怕之处在于它可以通过短时间内的基因重组而演化出新的病株，每重组一次毒性增强、传染性增大，且能导致原有的治疗方法失效。患者感染后的症状主要表现为高热、咳嗽、流涕、肌痛等，多数伴有严重的肺炎，严重者心、肾等多种脏器衰竭导致死亡，病死率很高。

### SARS冠状病毒

SARS冠状病毒可引发重症急性呼吸综合征，即人们熟知的"SARS"。据世界卫生组织公布的信息，SARS患者的平均死亡率为9.6%左右，最高可能达到15%。该病于2002年在中国广东顺德首发，并扩散至东南亚乃至全球，直至2003年中期疫情才被逐渐消灭。该病为呼吸道传染性疾病，主要传播方式为近距离飞沫传播或接触患者呼吸道分泌物。

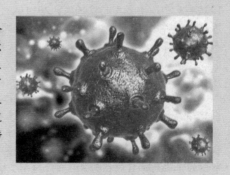

### 登革热病毒

登革热病毒通过蚊子叮咬进行传播，可引发急性传染病登革热。这种疾病最初发生在热带地区，大多发生在这些地区的雨季，因为在这种环境下极易滋生携带病毒的蚊子。近年来，传染病的爆发规模越来越大，情况越来越严重，其中登革热的比例也越来越大。全球每年发生5000万～1亿个登革热病例，有24.5亿人受到感染的威胁。登革热影响所有年龄段的人，但大部分的登革热发生在年龄15岁以下的儿童。

### 西尼罗河病毒

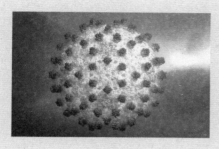

西尼罗河病毒是一种热带和温带地区病毒，可引发传染病西尼罗河热。西尼罗河病毒主要传染鸟，也传染人、马、猫、臭鼬、灰鼠和家兔。人感染该病毒的传染源是蚊子，灭蚊可以阻止该病毒的传播。西尼罗河病毒相对较为温和，约80%的人感染后没有明显症状，约20%的人有轻微的类似流感症状，只有0.7%的患者因病毒进入大脑导致脑炎而死亡。

### 肝炎病毒

肝炎病毒会引发肝炎。肝炎往往分为甲、乙、丙、丁、戊五种类型，都是传染性疾病。患者会出现食欲减退、恶心、上腹部不适、肝区痛、乏力等症状，肝炎可发展成肝硬化、肝癌而导致患者死亡。其中，乙型肝炎与肺结核和艾滋病并列世界上最常见的传染病，全世界有3.5亿～4亿人感染乙型肝炎病毒。不同肝炎的传播途径不同，乙型、丁型肝炎主要通过与被感染的人的血液和其他体液的接触传染，丙型肝炎主要通过血液传染；甲型、戊型肝炎主要通过饮食传染。

### 马尔堡病毒

马尔堡病毒最早在1967年发现于德国马尔堡，可引发传染病马尔堡出血热。马尔堡病毒可以通过体液（血液、排泄物、唾液、呕吐物等）传播。患者的症状为高烧、腹泻、呕吐、身体各孔穴严重出血。通常患者在发病后一周死亡，发病死亡率为25%～100%。对于这种具高度传染性，同时又致命的疾病，目前尚无任何疫苗或医治方法。

本文只是列举了10种由病毒引发的传染病，而骇人听闻的传染病还有许多，比如鼠疫、炭疽病、霍乱等。引发传染病的病原体种类很多，包括细菌、病毒、立克次氏体、寄生虫、真菌等多种微生物，也包括微生物重组体（杂交体或突变体）。

（编译 杨先碧）